透析専門医 古賀祥嗣

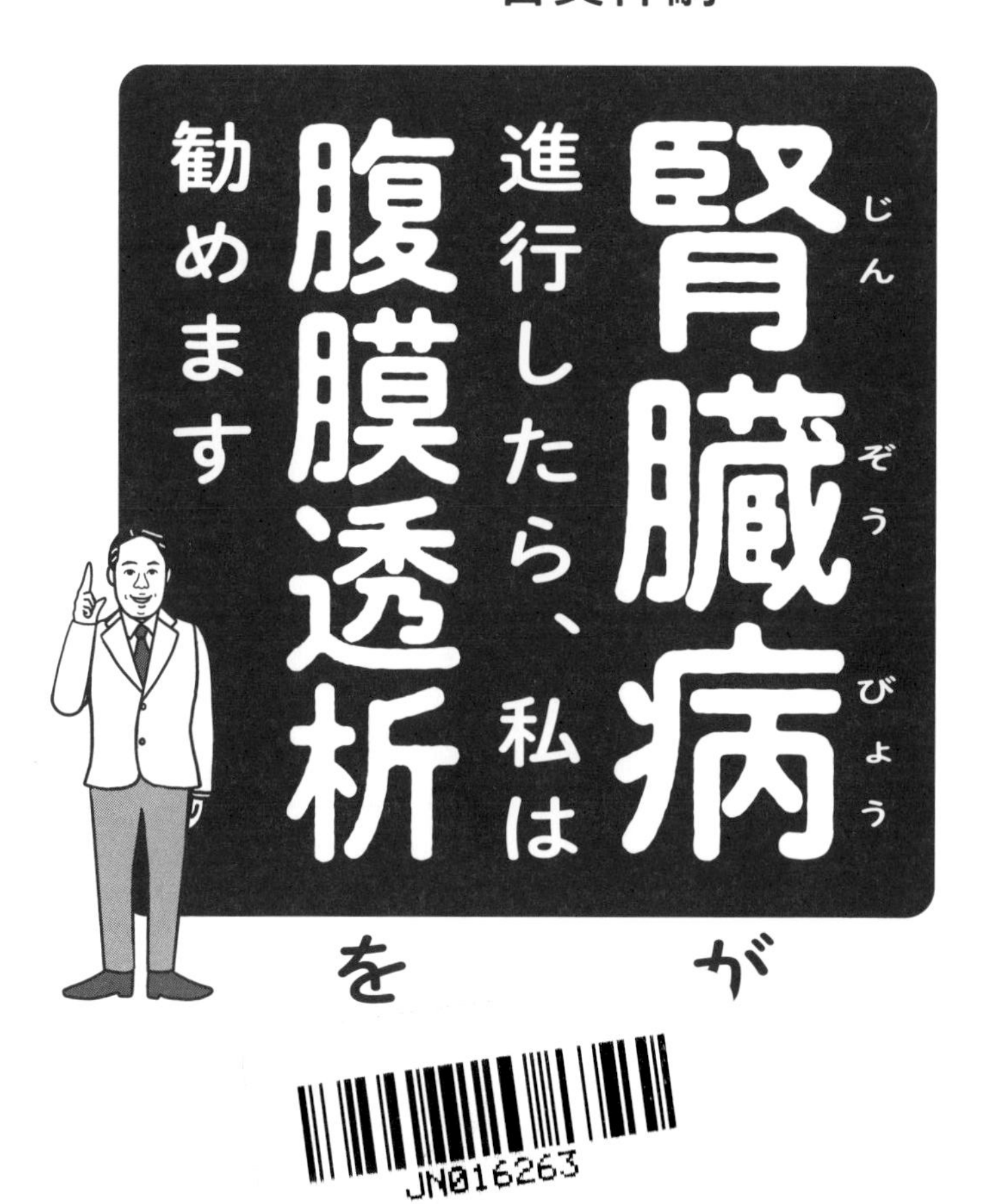

イースト・プレス

健康診断の結果が
良くなかった

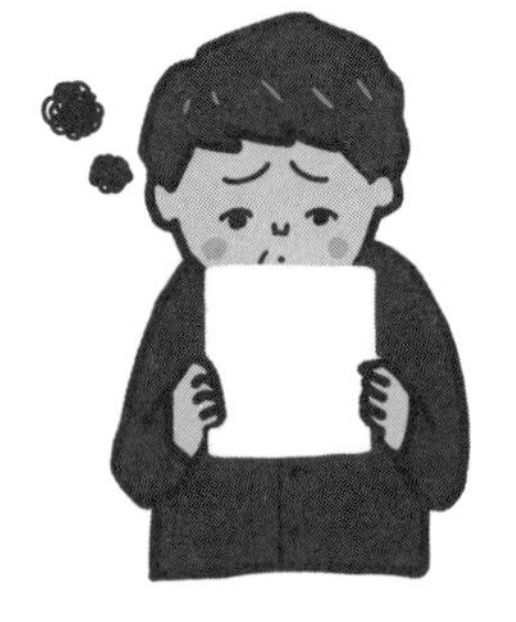

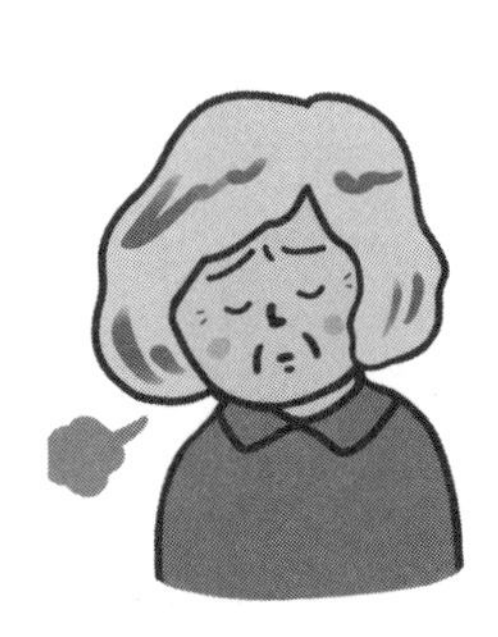

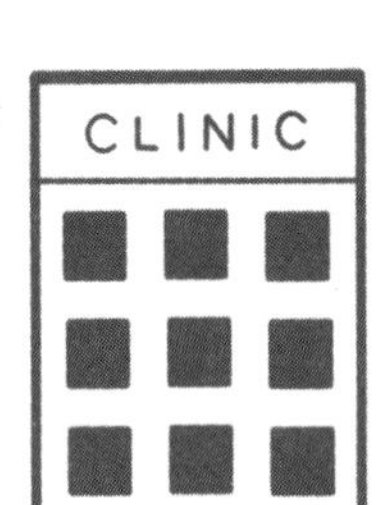

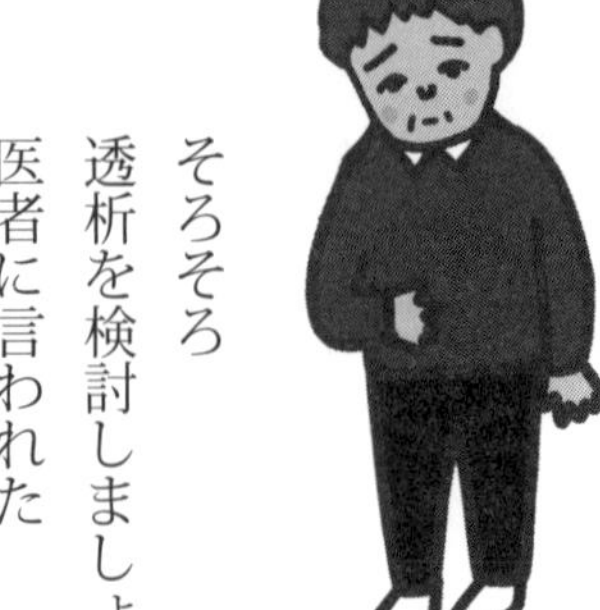

そろそろ
透析を検討しましょうと
医者に言われた

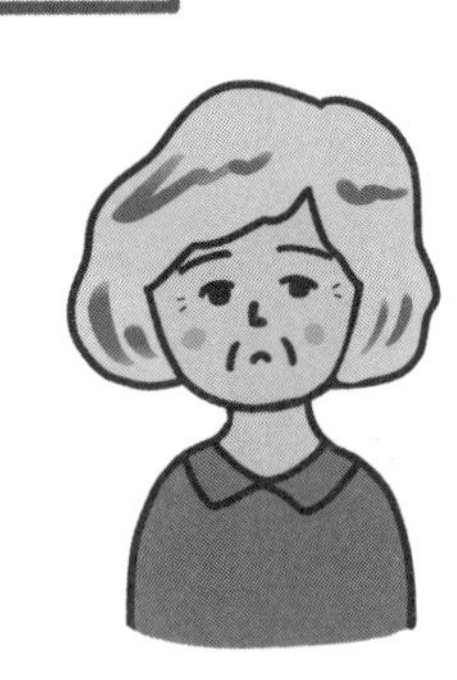

透析って……

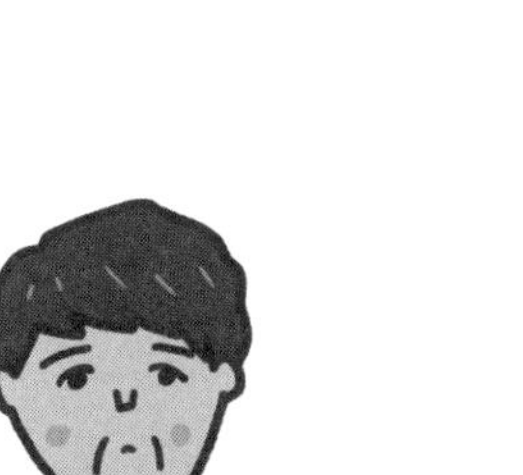

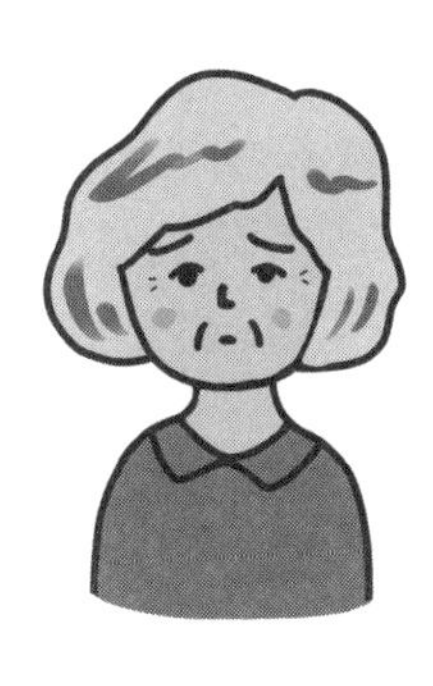

週に何回も通って
何時間もかかるって
聞いた……

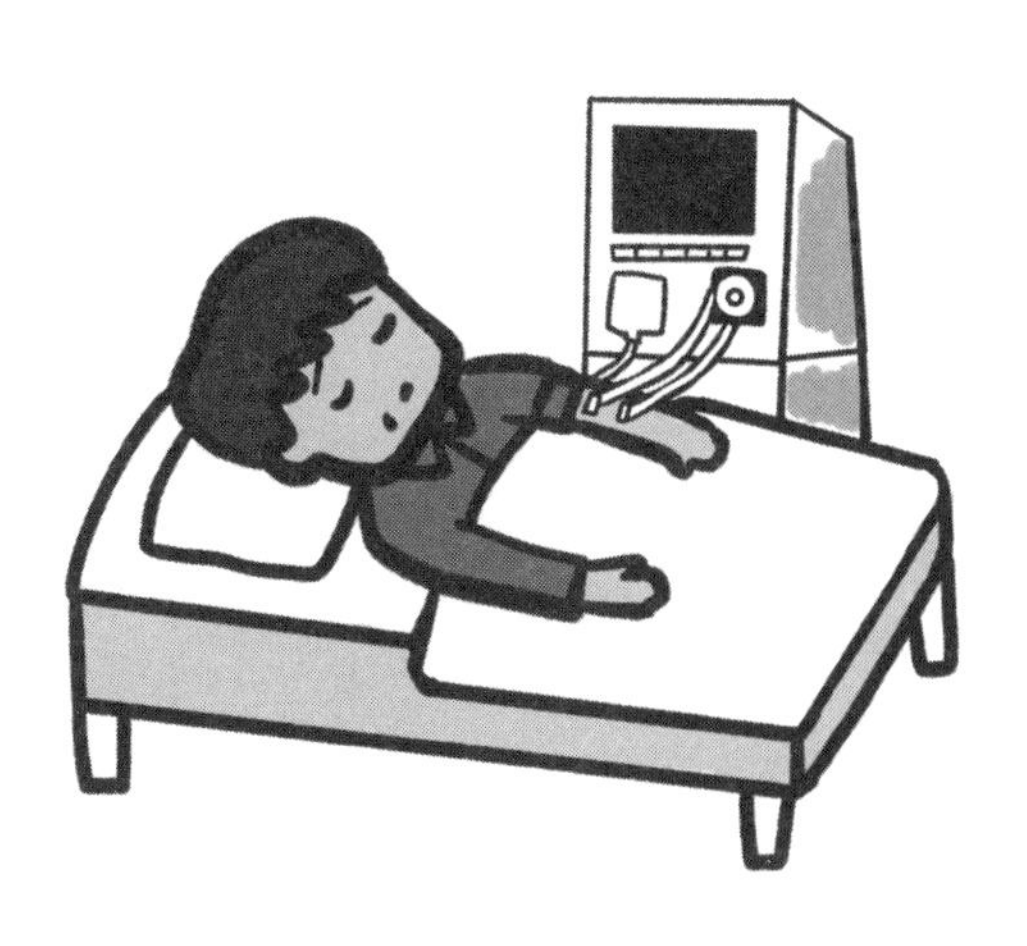

家族に迷惑が
かかるんじゃないかしら
孫たちと温泉にも
行けなくなるのかしら……

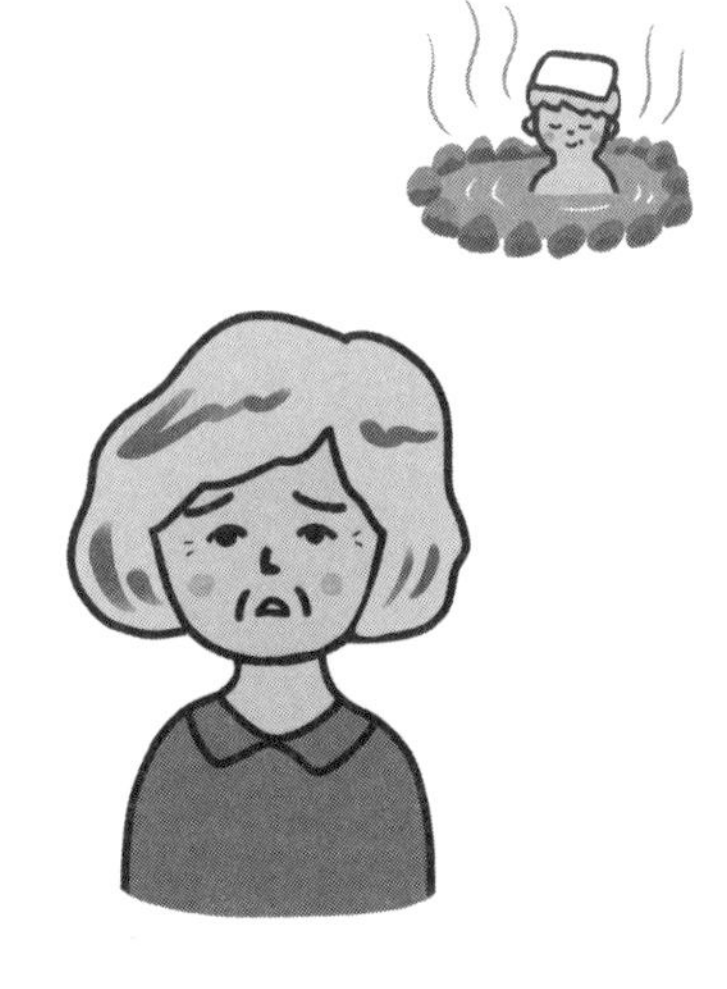

もうスポーツクラブや
妻と旅行にも
行けなくなるんだろうか……

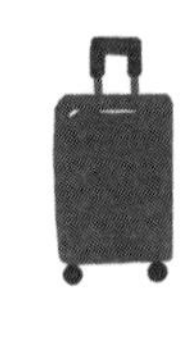

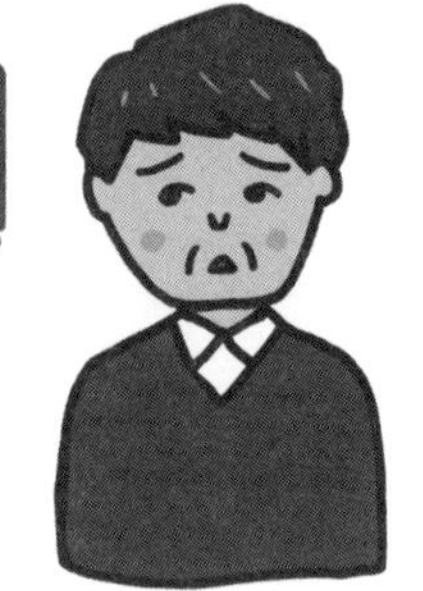

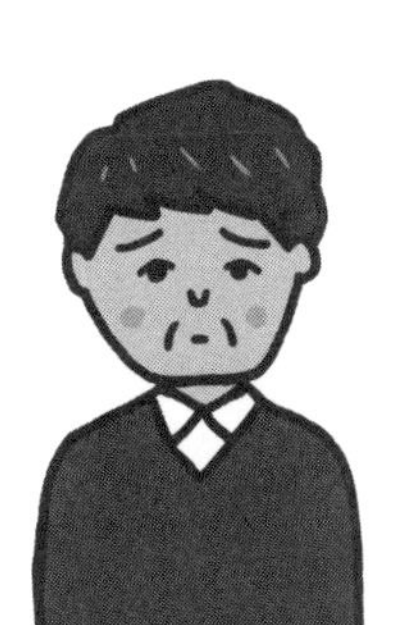

治療も辛そうだ……

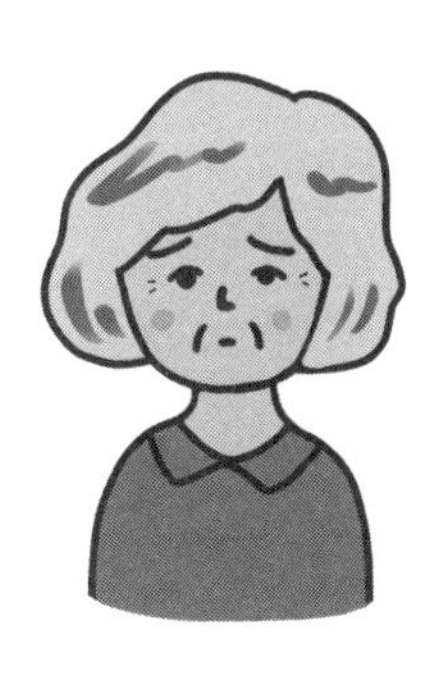

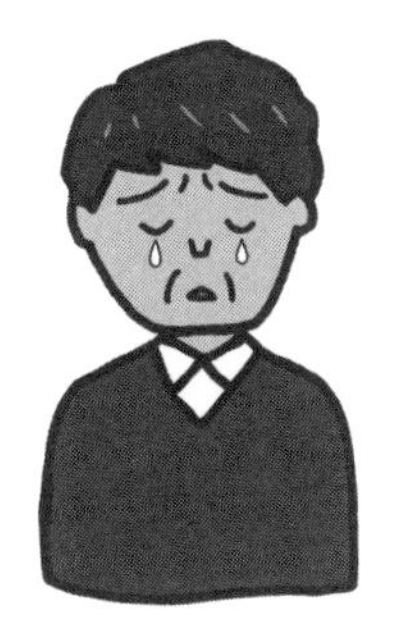

怖いな……
嫌だな……

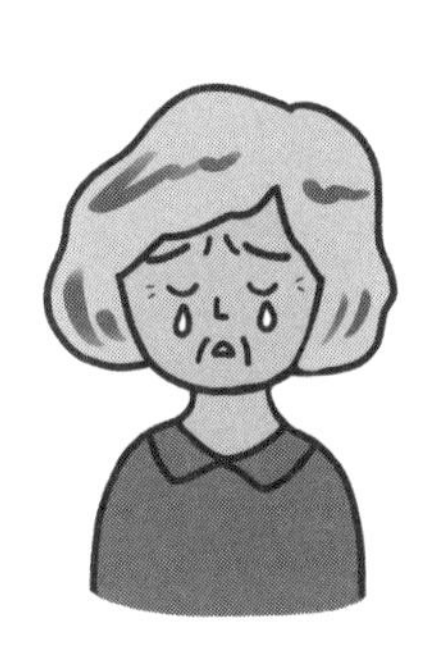

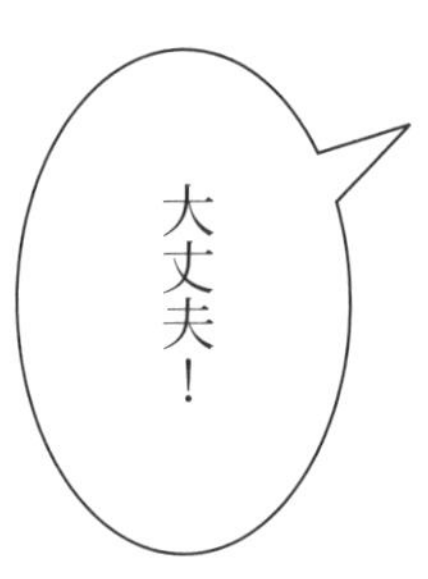
大丈夫！

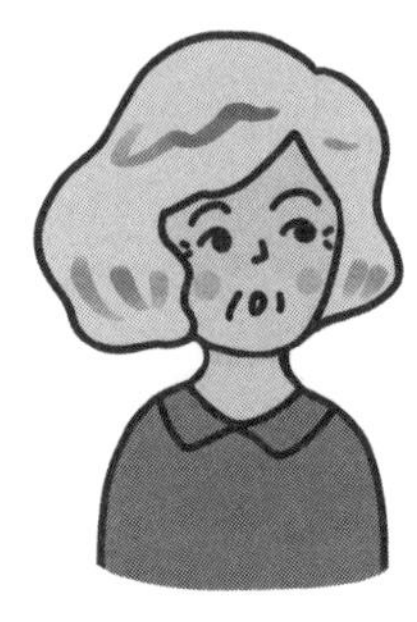

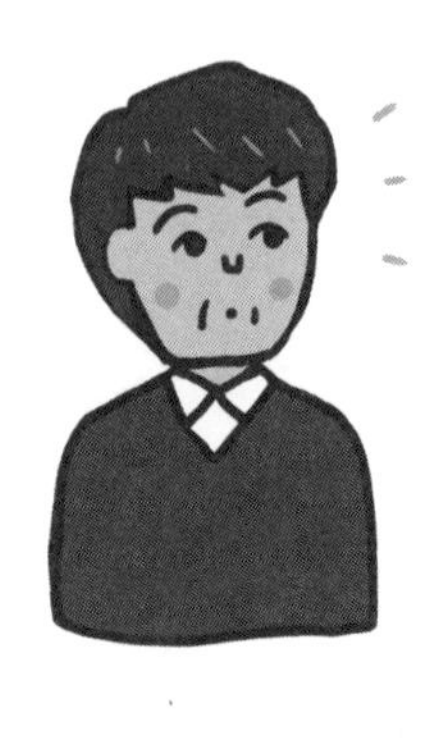

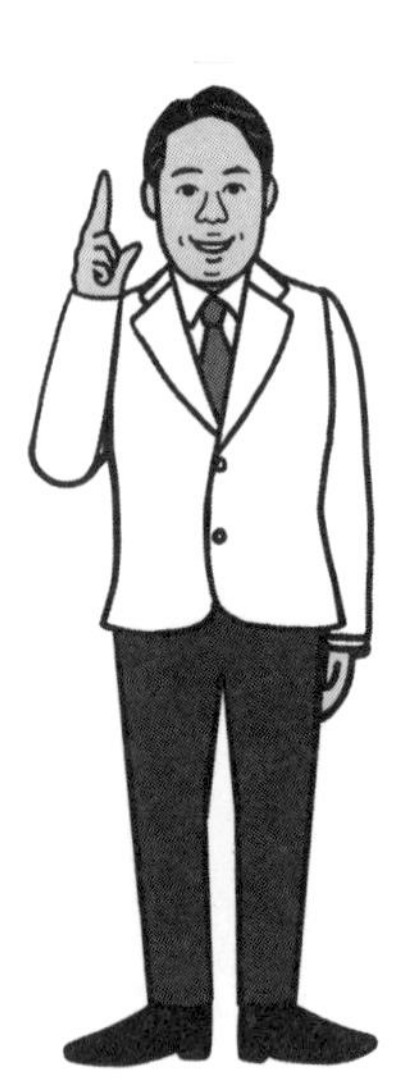
仕事も旅行も諦めなくていい
腹膜透析という治療法がありますよ

腹膜透析が
どんな治療法か
お教えしましょう

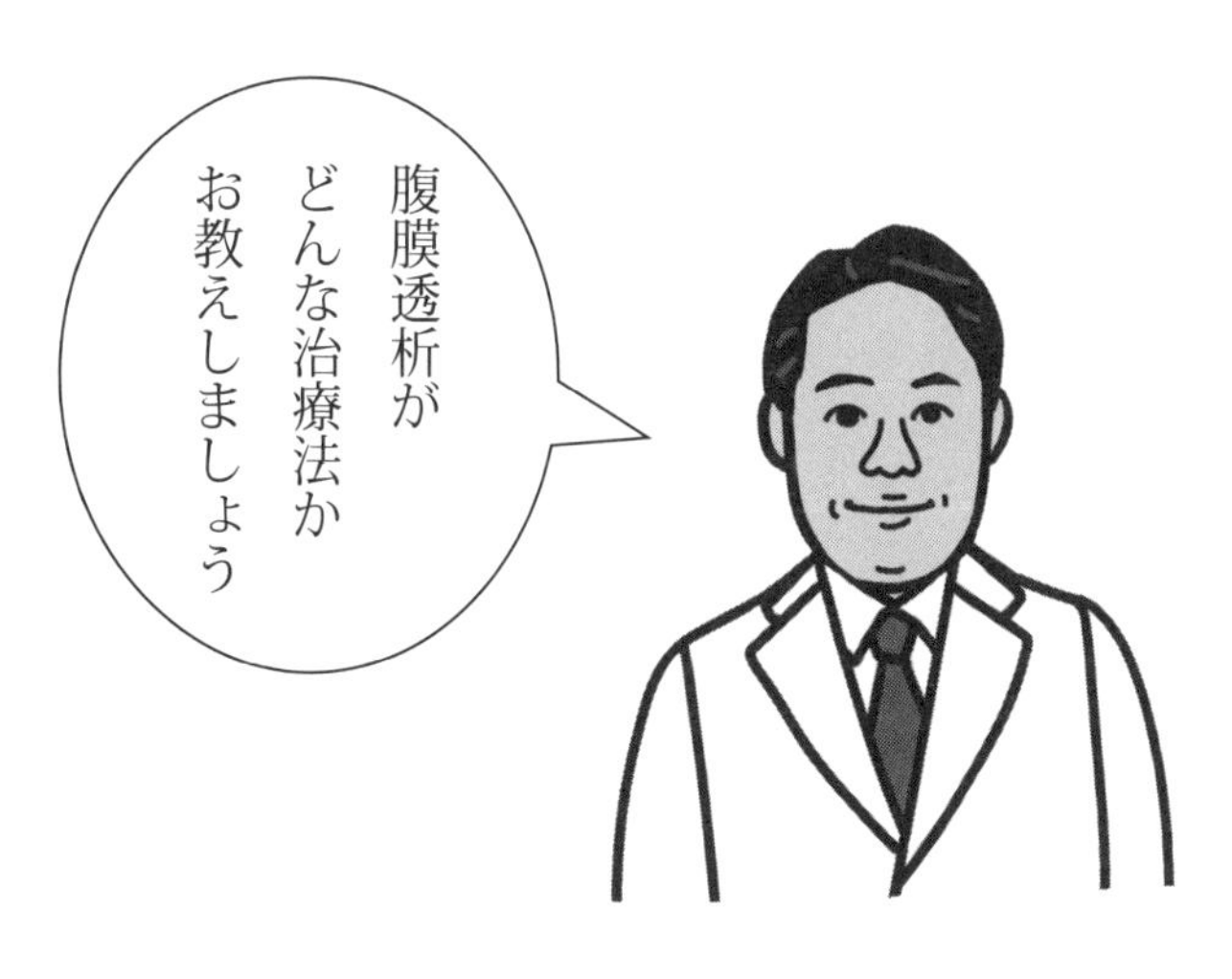

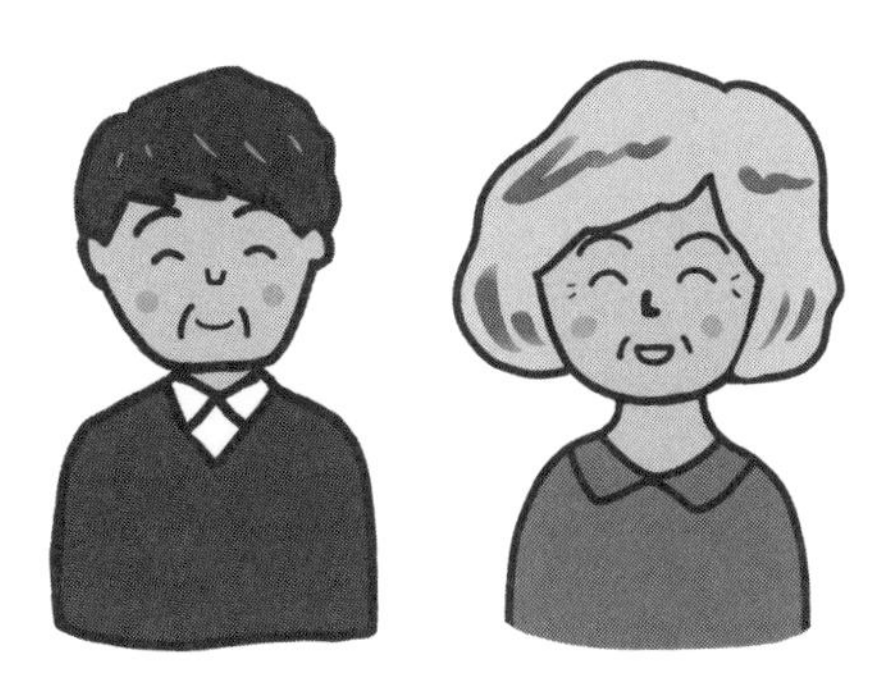

さあ、ページをめくってみましょう

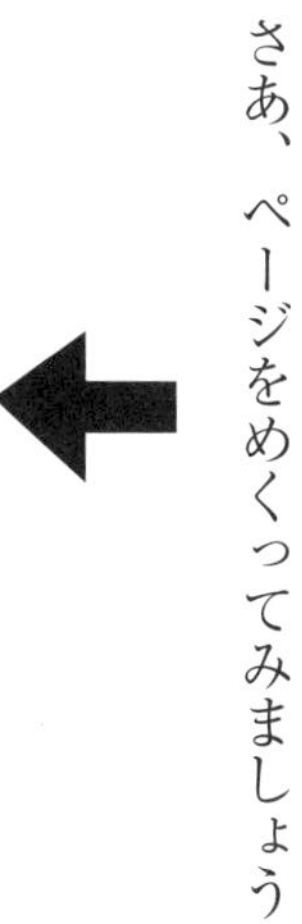

はじめに

今、あなたはこの本を、どんな気持ちで手にとっているのでしょうか？

医師から、「そろそろ透析ですね」と告げられてショックを受け、大きな不安を感じているかもしれませんね。定期的な診察の中で、少しずつ心の準備をしてきた方もいらっしゃるかもしれませんが、突然の診断にどうしていいかわからないという方もいらっしゃるでしょう。

腎臓病が悪化すると、血液中の老廃物の除去や、水分や塩分の調整ができない「腎不全」になります。そして、透析治療で浄化しないと命にかかわることは、腎臓病の方なら誰もが知っていることです。

でも、腎移植を受けない限り、その後一生透析が続くことを考えると、すぐには受け入れ難いというのが、正直な気持ちだと思います。

では、あなたは透析治療にどのようなイメージをお持ちですか？

透析治療に多少知識がある方でも、まず思い浮かべるのは「血液透析」――病院やクリニックにほぼ1日おきに通い、毎回2本の太い針を刺され、4時間以上もベッドの上で過ごさなければならない治療――ではないでしょうか。

そうであれば、

「こんな不自由で辛い透析なんて、できれば受けたくない」

と思うのは当然です。

しかし、透析治療には、もう一つ「腹膜透析」という治療法があります。

血液透析は、血液をいったん外に出して透析装置に通し、血液をきれいにする方法ですが、腹膜透析は自分のお腹を包んでいる膜である腹膜を使う透析で、基本的に自宅で、患者さん自身が行います。日本では透析患者さん約33万人の中で血液透析が約97％を占め、腹膜透析は３％にすぎません（日本透析医学会「わが国の慢性透析療法の現況２０１７年12月31日現在」より）が、欧米諸国での腹膜透析の普及率は7～22％（United States Renal Data System Coordinating Center「2012ATLAS of CKD& ESRD」）にものぼっています。これは腎臓移植が一般化している欧米では、最初の選択として腹膜透析を行いながら、移植を待つというケースが多いこともありますが、それでも日本は腹膜透析が圧倒的に少ないことに変わりはありません。

これらは患者さんへの腹膜透析に対する知識の提供不足、および医療者が腹膜透析を学ぶ機会が少なく、結果的に腹膜透析を実施できる医療施設が少なかったことも原因です。

どれくらい長く生きられるかという目安の点では、多くの報告で、血液透析も腹膜透析もまったく変わりがないと述べられています。しかも、腹膜透析は血液透析に比べて、たくさんのメリットがあるのです。

まず、残された腎臓の機能を保ちやすいということ。また時間をかけてゆっくり行うため、心臓への負担が少なく、体に優しい治療だということです。

次に、前出のように一般的な血液透析は、週3回ほど通院して治療を行いますが、腹膜透析は自宅で、自分で行う透析です。そのため通院回数は月1～2回と少なくてすみ、ご自身の生活スタイルに合わせて治療を行うことができます。

今の日本では、少しずつ腹膜透析が認知されてきてはいるものの、まだまだ多くの方が「透析治療＝血液透析」と思い込んでいます。だから、「そろそろ透析」と言われると、「透析は辛い。でも我慢するしかない」と、悲壮な決意をするのです。

でも、腹膜透析という、もう一つの方法があることを知ったなら、あなたはまったく違う「透析ライフ」を送ることができるはずなのです。

私が一番申し上げたいのは、このことです。

また、すでに血液透析を開始している方でも、腹膜透析への変更が可能なケースは多くあります。いま一度、別の選択を考えてみてはいかがでしょうか。

本書では、第1部で、この腹膜透析がどのような治療法で、どのような長所があるのかについて、説明します。また、第2部では、実際に腹膜透析を行っている方が、どのような気持ちで、どのような理由で、導入に至ったのか、そして今はどのような生活を送っているのか、そして透析を取り入れるコツをQ&A形式で紹介いたします。

まずはお読みいただいて、腹膜透析について理解を深めてください。そうすれば腹膜透析の疑問や不安が消え、新たな選択肢だということに気がつくことでしょう。

そのうえで、ご自分に合った透析治療を選択していただければ幸いです。

腎臓病が進行したら、私は腹膜透析を勧めます　目次

第2部 PART 1

腹膜透析をしながら充実した人生を送るには

第２部　PART 2

PD早わかりQ&A／159

第１部

これだけ知っていればOK！

腎臓病と透析の基礎知識

腎臓が悪くなるとどんな症状が出るのでしょうか。
どんな検査と結果で病気と診断されるのでしょうか。
そして、慢性腎臓病（CKD）の治療には、
どのようなものがあるのでしょうか。
ここでは、腎臓の働きや腎臓病の基礎知識、
治療法について解説します。

腎臓ってどんな臓器なの？

腎臓病そして透析を正しく理解するために、まずは腎臓の働きについて、少しお話ししておきましょう。

腎臓は、腰より少し上の背中側、背骨をはさんで左右に一つずつある一対の臓器で、大きさは大人の握りこぶしぐらい、重さは一つ150gほど、ソラマメに似た形をしています。脳や心臓、また消化管や肝臓などに比べると、普段はあまり目立たない地味な存在ですが、実はこの腎臓、想像以上に働き者なのです。

では、どんな働きがあるのでしょうか。大きくは、次の5つを挙げることができます。

腎臓の働き

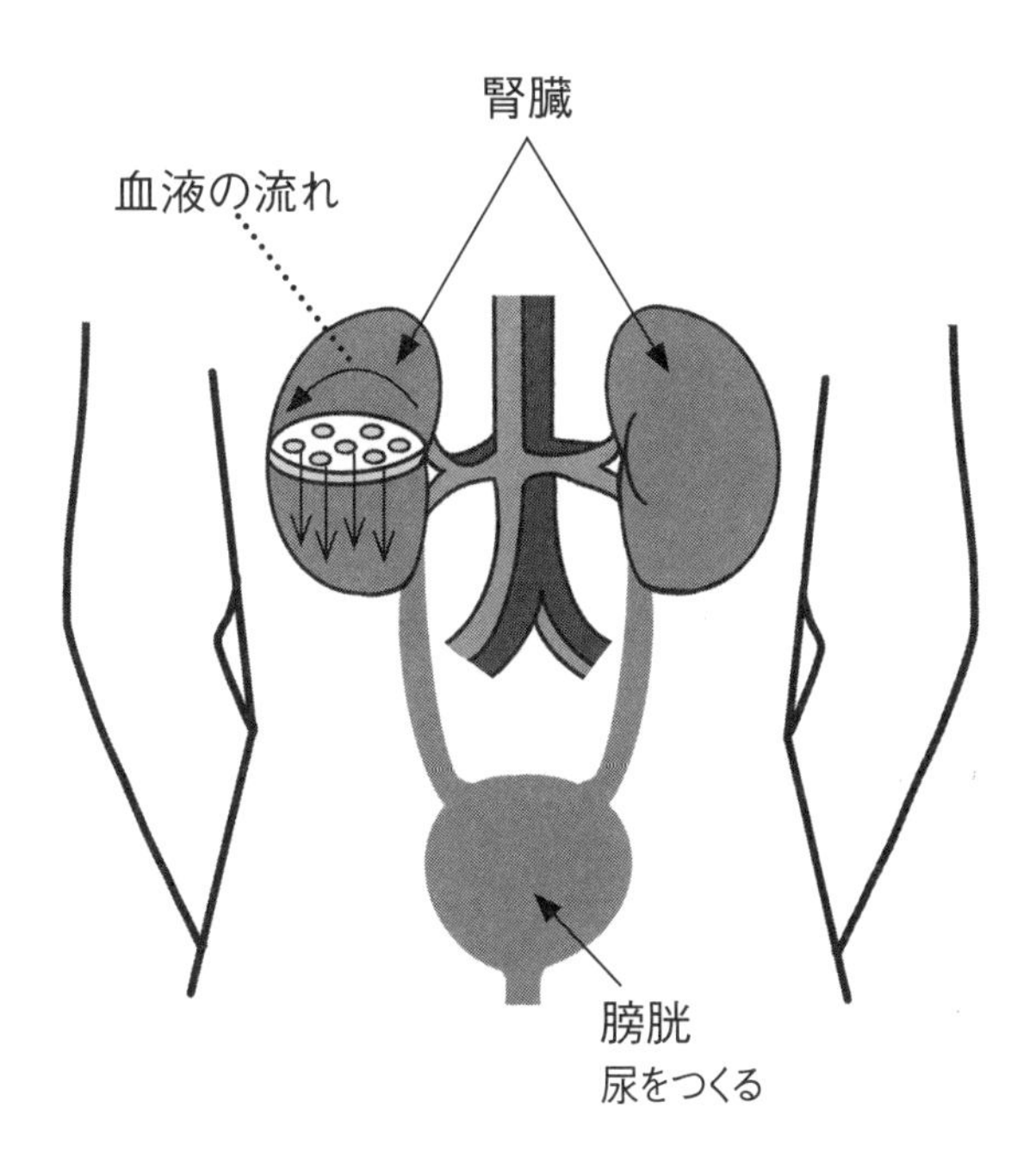

- 体内の老廃物や毒素の排泄
- 血液中の水分や塩分のバランスを一定に保つ
- 赤血球をつくる働きを助ける
  ホルモンの分泌（貧血を防ぐ）
- 血圧を適切にコントロールする
- ビタミンDを活性化し骨を丈夫にする

1

尿をつくる

　腎臓の最も重要な働きは、「尿をつくる」こと。つまり、血液中にたまった老廃物を濾過(ろか)し、尿として体の外へ排出することです。

　それぞれの腎臓には、大動脈から枝分かれした腎動脈を通じて体中の血液が流れ込み、徐々に細くなる動脈を通って、最も細い動脈に入り、「糸球体」という場所へ運ばれます。

　この糸球体は直径0・1～0・2㎜ほどの毛細血管の塊で、1個の腎臓に約100万個、両方で約200万個あるとされています。糸球体はふるいのような構造をしており、血液がここを通ると老廃物が濾過され、きれいになった血液が腎臓から出て行きます。

　糸球体で濾過された尿（原尿といいます）は、健康な成人では1日に約140

人の体に欠かすことができない水

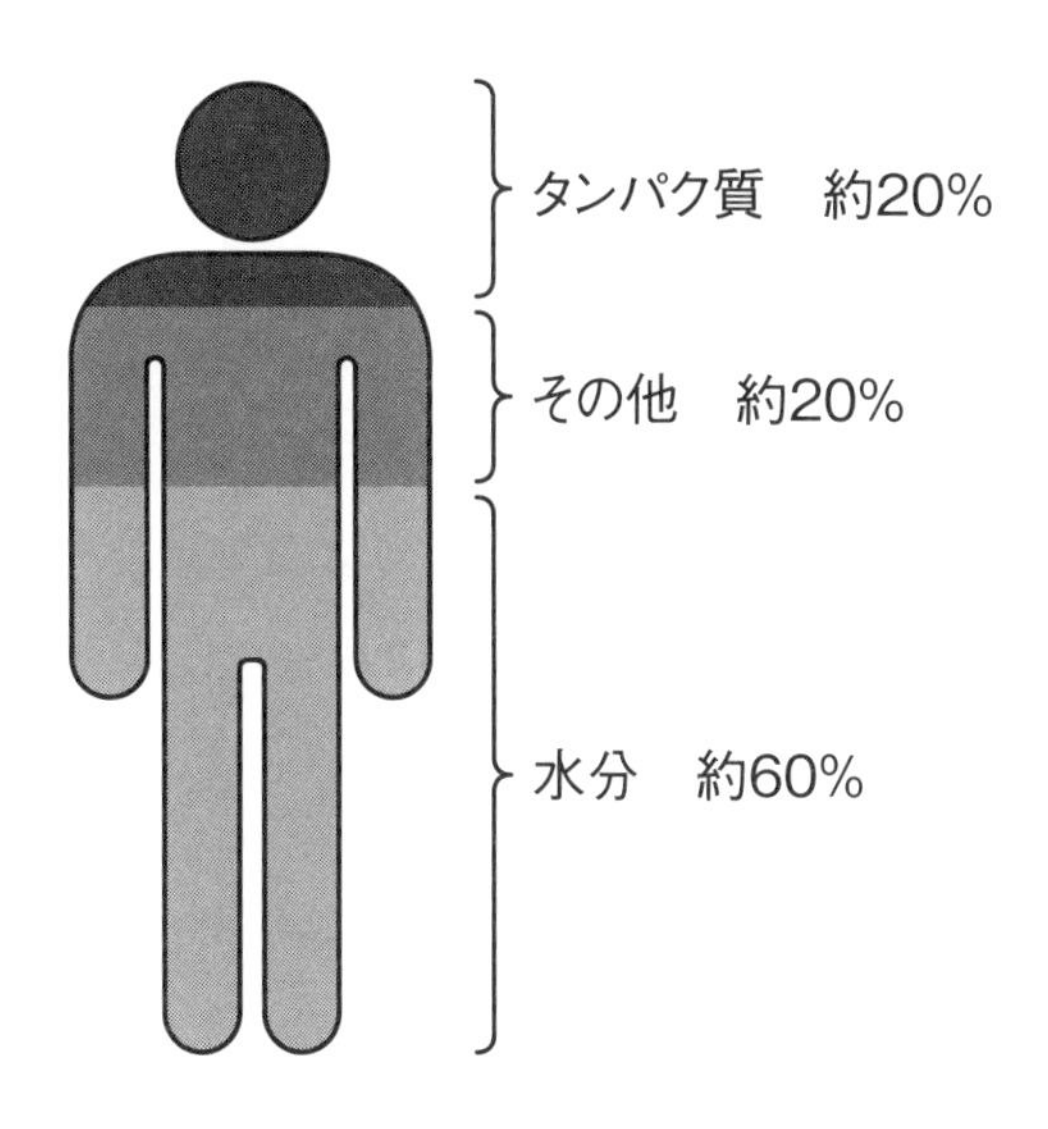

体重60kgの人
↓
体内の水は　約36L
また、体内の水分は赤ちゃんで約80%、
老人は約55%といわれています

～150Lにもなりますが、実際の尿の排泄量は1・5L程度、原尿の約1％です。では、あとの99％はどこへ行くのかというと、尿細管と呼ばれる場所で再吸収されます。

原尿の中には、老廃物だけでなく、アミノ酸やブドウ糖などの栄養素や電解質など、排泄されてはいけない有用な物質も含まれています。尿細管は、原尿に含まれる物質の中から、こうした必要なものを選別して再吸収するのです。

2

体内環境を一定のバランスに保つ

腎臓は、体調や気候によって、排出する水分量を調節します。

また、体液には、ナトリウム、カリウム、リン、カルシウム、重炭酸イオンといった電解質が決まった割合で含まれていますが、この体内の環境を常に一定に保つように調整しています。

3

血圧をコントロールする

体内の塩分が足りないと、腎臓はレニンという酵素を出し、血中のアンジオテンシンや副腎のアルドステロンというホルモンを活性化して血管を収縮させ、塩分の吸収を促進させます。

反対に体内の塩分が多いと、レニンの分泌を抑制し、汗や尿として塩分を体外に排出させます。血圧は、この体内の水分・塩分調節システムによって調整されます。

4

赤血球をつくるホルモンを分泌する

腎臓は、造血幹細胞に働いて赤血球の数を調整するエリスロポエチン（ＥＰＯ）

という造血ホルモンをつくります。そのため腎臓の機能が低下し、ＥＰＯの分泌が不足すると赤血球が減少し、貧血が起こります（腎性貧血）。

5

ビタミンDを活性化する

ビタミンＤは、体内で活性化ビタミンＤに変化することによって、はじめて機能します。

このビタミンＤを活性化させるのも腎臓の役割の一つです。

いかがですか。腎臓は私たちの生命活動において、きわめて重要な役割を果たしていることがおわかりいただけたのではないでしょうか。

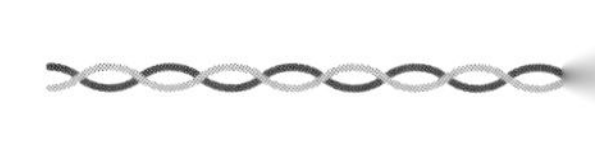

腎臓病かどうか、何を診て診断するの？

腎臓の機能が低下してくると、こうした腎臓の働きに支障が起きてきます。

それが腎臓病です。

腎臓病の検査方法には、尿検査、血液検査、画像診断、腎生検があり、尿検査と血液検査を同時に行うことにより、もっと詳しい病態を知ることができます。

そして、さらに詳細な診断を必要とする際には、画像診断と腎生検を行うことになります。

尿検査

尿の中にタンパク質（尿タンパク）や血液（尿潜血）が漏れ出ていないかを検査します。蓄尿検査（24時間尿を溜めて検査する方法）では、1日の尿タンパクの量をはじめ、1日に摂ったタンパク質の量や、塩分、カリウム、リンなどの量も確認できます。

血液検査

- 血中尿素窒素（BUN）

血液中に含まれる窒素量を調べます。尿素窒素は、タンパク質が利用された後にできる老廃物で、普通は腎臓で濾過され尿の中に排泄されますが、腎臓の機能

尿検査

基本は尿タンパクと血清クレアチニンをもとに診断

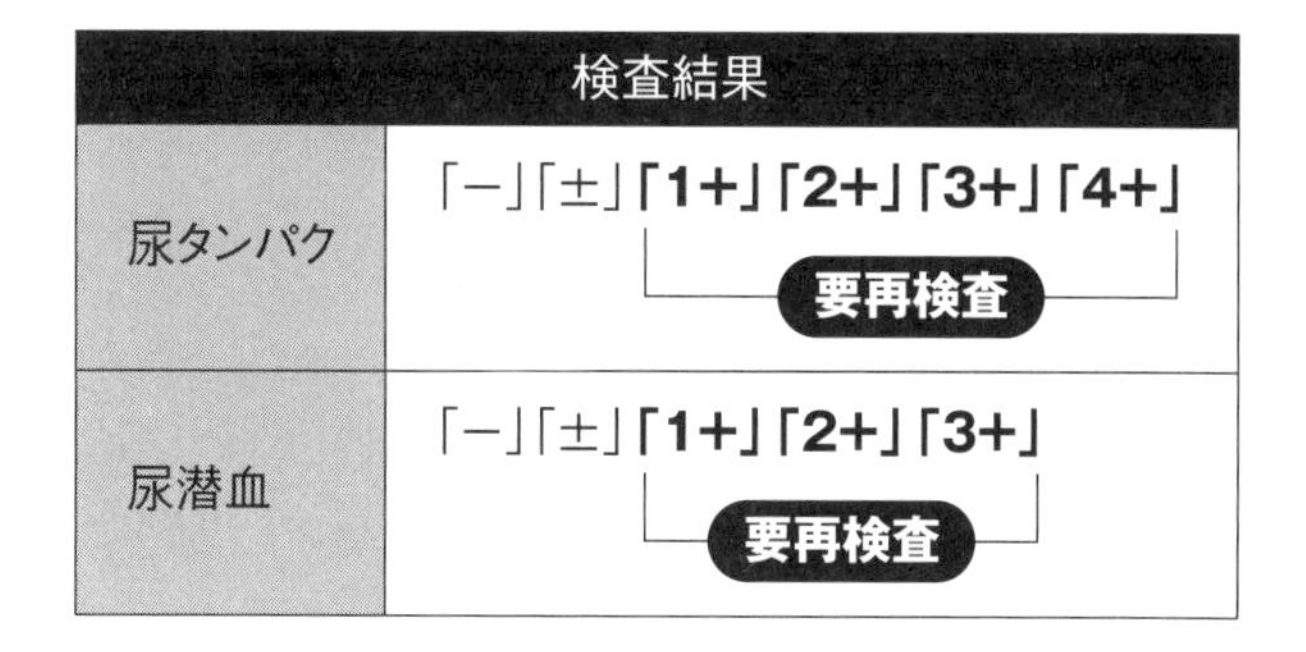

検査結果	
尿タンパク	「−」「±」**「1+」「2+」「3+」「4+」**（「1+」〜「4+」：**要再検査**）
尿潜血	「−」「±」**「1+」「2+」「3+」**（「1+」〜「3+」：**要再検査**）

画像診断などその他の検査

- 超音波検査
- CT検査
- 腎生検

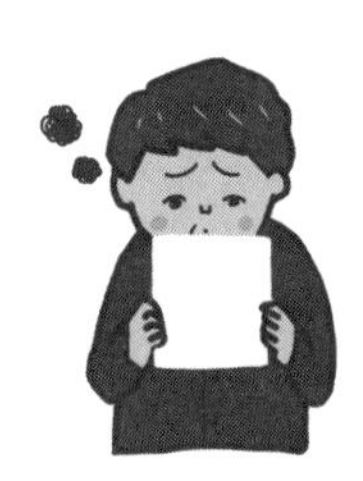

血液検査

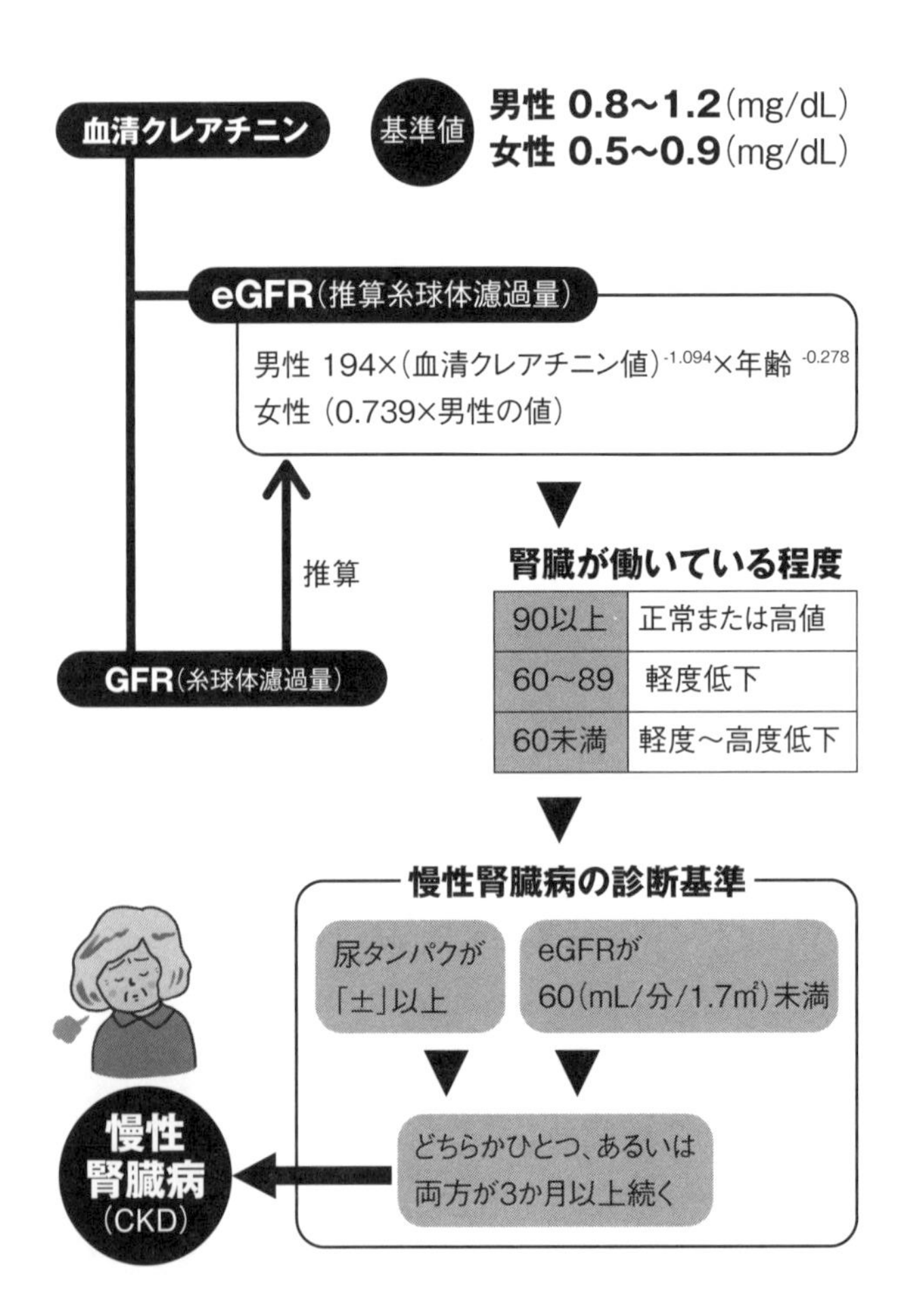

血清クレアチニン
基準値
男性 0.8~1.2(mg/dL)
女性 0.5~0.9(mg/dL)
eGFR(推算糸球体濾過量)
男性 194×(血清クレアチニン値)-1.094×年齢 -0.278
女性 (0.739×男性の値)
推算
GFR(糸球体濾過量)
腎臓が働いている程度
90以上 正常または高値
60~89 軽度低下
60未満 軽度~高度低下
慢性腎臓病の診断基準
尿タンパクが「±」以上
eGFRが60(mL/分/1.7㎡)未満
どちらかひとつ、あるいは両方が3か月以上続く
慢性腎臓病(CKD)

が低下すると濾過しきれずに血液中に溜まってしまい、血中尿素窒素値が高くなります。30～40㎎／dL以上では腎不全の可能性が高くなります。

・血清クレアチニン（Ｃｒ）

クレアチニンは筋肉に含まれるタンパク質の老廃物で、本来は尿素窒素と同様、腎臓で濾過され尿の中に排泄されますが、腎機能が低下すると血液中に溜まります。患者さんの状態によって違いますが、８・０㎎／dL以上になると透析導入が検討されます。

・クレアチニンクリアランス（ＣＣｒ）

糸球体で濾過される血液の量を調べる検査で、これによってクレアチニンがどのくらい腎臓で排泄されているかがわかります。

・推算糸球体濾過量（ｅＧＦＲ）

腎臓にどのくらい老廃物を尿へ排泄する能力があるかを示します。

前出のクレアチニンクリアランスは蓄尿が必要で、簡単にはできない検査ですが、ｅＧＦＲは血清クレアチニン値、年齢、性別から推算するもので、腎臓の機能を表す値としてもっとも多く使用されています。15未満で透析導入の準備が必要になり、療法選択外来の受診を勧められます。

画像診断

超音波検査やＣＴ検査などで、腎臓の形や大きさに異常がないか、また合併症の有無を調べます。

腎生検

正確な診断と適切な治療法を決定するため、腎臓の組織の一部を切り取り、顕微鏡で調べます。

腎臓病には、腎臓に生じた炎症によって引き起こされる「腎炎（糸球体腎炎、尿細管間質腎炎など）」と、糖尿病などの全身の病気により糸球体に障害を起こすものがあり、腎臓それ自体に何らかの異常が生じて発症する「原発性（一次性）」と、腎臓以外の病気が原因となって起こる「続発性（二次性）」があります。また、病気の発生と進展の速さによって「急性」と「慢性」に分けられ、近年では「急性腎障害（ＡＫＩ）」、「慢性腎臓病（ＣＫＤ）」という言葉が広く用いられています。

腎臓病になるとどうなるの？

急性腎障害

ＡＫＩは、以前は急性腎不全と呼ばれていたものです。数時間から数日の間に腎機能が急速に低下して、腎臓での老廃物の排泄不全が起こり、血液中に急激にタンパク質分解産物である尿素窒素（ＢＵＮ）やクレアチニンが増加し、さらに体内の水分量や電解質（体液）を調節することができなくなった状態をいいます。

尿量減少（減少しない場合も）、浮腫、食欲低下、全身倦怠感などの症状が認められ、原因には脱水や出血による腎臓への血流低下（腎前性）、腎臓の炎症や薬剤等による尿細管細胞の障害等による腎機能低下（腎性）、尿路系の閉塞によるもの（腎後性）があります。可逆性の疾患で、原疾患や合併症の状況によって異なりますが、適切な治療を行うことによって、回復する可能性があります。

慢性腎臓病

一方、慢性腎臓病（ＣＫＤ）は一つの病気を表す病名ではなく、腎臓の障害あるいは腎機能低下が慢性的に続く病気の総称です。血液検査や尿検査によって、腎機能の低下や尿タンパクなどが3か月以上にわたって確認されると、診断されます。

具体的には、

①腎障害がある

- タンパク尿や血尿がある
- 画像診断や血液検査、病理所見で、腎障害が明らかな状態

②腎機能が低下している

- 血清クレアチニン（血液中の老廃物の一種）の値をもとに推算した糸球体濾過量（ｅＧＦＲ）が、「15mL／分／１・７３㎡未満」

以上①②のいずれか、または両方が３か月以上続いた状態がＣＫＤです。

ＣＫＤの危険因子は、

- 高血圧（重要）
- 糖尿病（極めて重要）
- 脂質異常症

治療をはじめる時期

①腎臓の働き	血清クレアチニン値 eGFR値 クレアチニンクリアランス
②症状	体内に水がたまっている 体内バランスが保てない 吐き気や食欲不振、下痢など ひどい高血圧、心不全 ひどい貧血 手足のしびれなどの神経症状 目のかすみ、見えづらくなる
③日常生活への影響	起き上がることが困難 日常生活の支障がでる 仕事や家事ができない

- 肥満
- 喫煙
- 多量の飲酒
- 運動不足
- ストレス

などで、生活習慣がその発症に大きく関与しているといわれています。

また、以前から、透析患者さんが心筋梗塞や脳卒中などの心血管疾患で死亡するリスクが高いことがわかっていましたが、近年、腎機能が少し低下しているだけでも、心血管疾患の大きな危険因子になることが明らかになってきました。これは、ＣＫＤの危険因子と心血管疾患の原因となる危険因子が共通しているからだと考えられます。

腎臓が働かなくなると起こる尿毒症って何？

慢性腎臓病（ＣＫＤ）では、腎臓の機能を5段階のステージ（病期）に分けて、そのステージに応じた診療計画を立てていきます。

腎臓の機能がどの程度低下しているかは、腎臓が1分当たりどのくらいの量の血液を濾過し、尿をつくれるかで推測することができます。

この指標がｅＧＦＲ（推算糸球体濾過量）で、90mL／分／1・73㎡以上が正常とされています。では、それぞれのステージについて見てみることにしましょう。※（　）内はｅＧＦＲ値でmL／分／1・73㎡の略

・ステージ１（90以上）・ステージ２（60～89）

ステージ１は「腎臓に障害はあるが、働きは正常」

ステージ２は「軽度の機能低下」で、いずれも自覚できるような症状がなく、健康診断などで指摘される段階です。この段階ならまだ改善の余地が残されています。

治療は、高血圧、糖尿病、脂質異常症、肥満、喫煙習慣、過度のストレスなどの危険因子を減らす健康管理が基本で、塩分やタンパク質を制限する食事療法が必要です。

ステージ３からの症状悪化に要注意

・ステージ３　a（45～59）・b（30～44）

健康時から比べると、腎臓の濾過機能は半分近くまで低下した段階で、腎臓専門医による本格的な治療が必要となります。異常に気づくのはこの頃からが多く、治療は、原因疾患の治療、薬物療法、食事療法を含む生活習慣の改善が大きな柱です。食事療法は、塩分、タンパク質制限に加え、カリウム、リンの制限が必要となります。特に、タンパク尿のある患者さんでは、より厳しいタンパク質制限が必要です。

・ステージ4（15～29）

腎機能を回復させることができない段階です。現状を維持し、透析の開始を遅らせることが、治療の目的となります。

・ステージ5（15未満）

末期腎不全。透析治療や腎移植が間近に迫っており、準備にとりかかる必要があります。

このようにCKDの初期には、自覚症状はほとんどありませんが、進行するに

つれて老廃物や余分な水分が排泄できなくなり、尿毒症と呼ばれる症状が出てきます。初めは

- 疲れやすい
- 体がだるい
- 体のむくみ（浮腫）

などの症状が現れ、さらに

- 咳
- 呼吸困難
- 尿毒症性肺（胸に水が溜まる）

などの症状も出現し、

- 食欲低下
- 吐き気

などの消化器症状や、

腎臓の働き

	ステージ1	ステージ2	ステージ3a	ステージ3b	ステージ4	ステージ5
eGFR値	90以上	89〜60	59〜45	44〜30	29〜15	15未満
腎臓の働きの程度	正常	軽度低下	軽度〜中等度低下	中等度〜高度低下	高度低下	末期腎不全
治療の目安			生活改善（ステージ3a〜5）			
			食事療法・薬物療法（ステージ3a〜5）			
					透析・移植の検討	透析・移植の準備

参考:日本腎臓学会「CKD診療ガイド2012」

- 睡眠障害
- 知覚異常
- けいれん

などの神経精神症状がみられることもあります。

また、前にもお話ししましたように、腎臓の働きが低下すると造血ホルモンの産生が不足したり、赤血球の寿命が低下したりすることにより、貧血（腎性貧血）がみられることもあります。

尿毒症は腎不全の末期状態ですが、ＣＫＤでは自覚症状なしに進行することも少なくなく、検査して初めてわかるケースもあります。

腎臓の代わりをする治療には、どんなものがあるの？

腎機能の低下が進行して、食事療法や薬物療法だけでは体液のバランスがとれなくなった場合（末期腎不全）には、自分の腎臓の働きだけでは命を保つことができなくなりますから、それを補うために透析治療や腎移植といった腎代替療法が必要となります。

腎移植は、他の人の腎臓を移植することで、腎臓の働きを回復させる治療法で、末期腎不全の唯一の根治療法です。しかし、ドナー（腎臓提供者）の存在が前提の治療法であるため、誰でもすぐに受けられる治療ではありません。

移植には肉親者から腎臓を提供してもらう生体腎移植と心臓死もしくは脳死の

方から腎臓を提供してもらう献腎移植があります。

特に、日本は献腎にて提供される腎臓がまだ少なく、献腎移植の可能性は年間150〜200例前後と、ごくわずかです。アメリカは年間1万例です。

つまり、日本では透析を受けている人のほうが圧倒的に多いということです。

2017年の腎移植実施例

	件数
生体腎	1544(88.6%)
献腎(心臓死)	**65(3.7%)**
献腎(脳死)	**133(7.6%)**
計	1742

出典:「2018臓器移植ファクトブック」(学会支援機構)

透析はつらい治療と聞くけど本当？

「そろそろ透析が必要ですね」

医者がそう伝えると、まるで死の宣告を受けたように落ち込んでしまう患者さんがいます。

「透析になりたくないから、ここまで頑張ってきたのに……」

「こんなにすぐ透析だなんて聞いていなかった」

こんな声もよくお聞きします。

また、末期になるまでまったく症状がないケースも多いため、

「こんなに元気なのに、どうして透析なんか受けなければならないの？」

と、主治医を困らせる患者さんもいらっしゃいます。

そして、「透析」という言葉を聞くと、ほとんどの方は

「1日おきに病院へ行って、4時間も針を刺された状態でいるなんて……」

と、血液透析のことを思い浮かべ、悲観的になられるようです。

でも、ちょっと待ってください。

透析治療には、血液透析のほかに腹膜透析というものもあるのですよ！

私は、患者さんに、いつも、このことを真っ先にお伝えしています。

では、血液透析と腹膜透析、どちらを選択すべきなのでしょうか？

私の答えは、

「仕事をきちんとしている人や、自分で日常の生活動作ができる元気な高齢者は、腹膜透析を選ぶべきだ‼」

です。

なぜか？　ということについては、これから追い追い説明していきますが、特

に高齢者は、老廃物を出す量が少ないので、日々少しずつ老廃物を廃棄する腹膜透析が向いているということがいえます。

先日、ある70歳の患者さん、仮にAさんとしておきましょう、そのAさんに透析が必要だというお話をしたところAさんは、

「透析をするくらいなら、もう何の治療もしたくない」

とおっしゃるのです。

理由を伺うと、

「家族に迷惑がかかるし、自分もしんどい」

と答えられました。そこで、

「あなたが思っている透析というのは、どういう透析のことですか？」

と尋ねたところ、思ったとおり血液透析のことでしたので、腹膜透析という方法があって、その方法なら自宅で治療ができるし、ご高齢の方でもご自宅で機械

を使って透析をしている人はいらっしゃるとお話ししました。

するとと翌週、Aさんは晴れ晴れした顔で、

「先生、腹膜透析をやりたいと思います」

と、おっしゃるのでした。

家族と相談したら、

「自宅で治療ができるなら、通院介助の手間も少ないし訪問看護師さんもサポートしてくれるなら安心だし、生活パターンもあまり変わらなくていいわ」

という結論に至ったそうです。

Aさんのように腹膜透析を知って、生きる希望が持てたという方は、想像以上に多いものなのです。

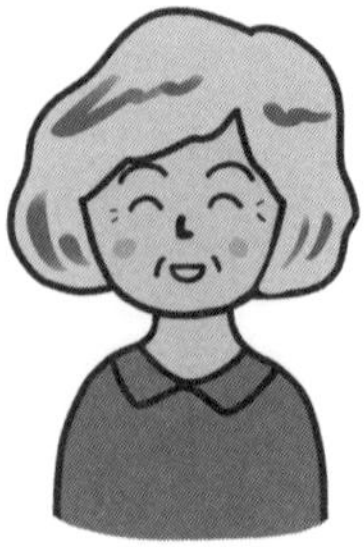

なぜ、「負担の大きい血液透析」を受ける人が多いの？

日本透析医学会統計調査によると、わが国の透析人口は２０１８年12月末現在で33万９８４１人、人口１００万人当たり２６８７人の方が透析治療を受けていることになります。ところが、腹膜透析を受けている患者さんの数はそのうちのたった９０９０人にすぎません。この数字は、20年近く変わっていないのですから驚きです。

なぜ、日本では圧倒的に血液透析を受ける患者さんが多いのかというと、腹膜透析について、これまできちんと説明していなかったことが大きいと思います。

その理由の一つは、過去に国の保険制度の優遇により血液透析の普及が行われ

慢性透析患者数の推移

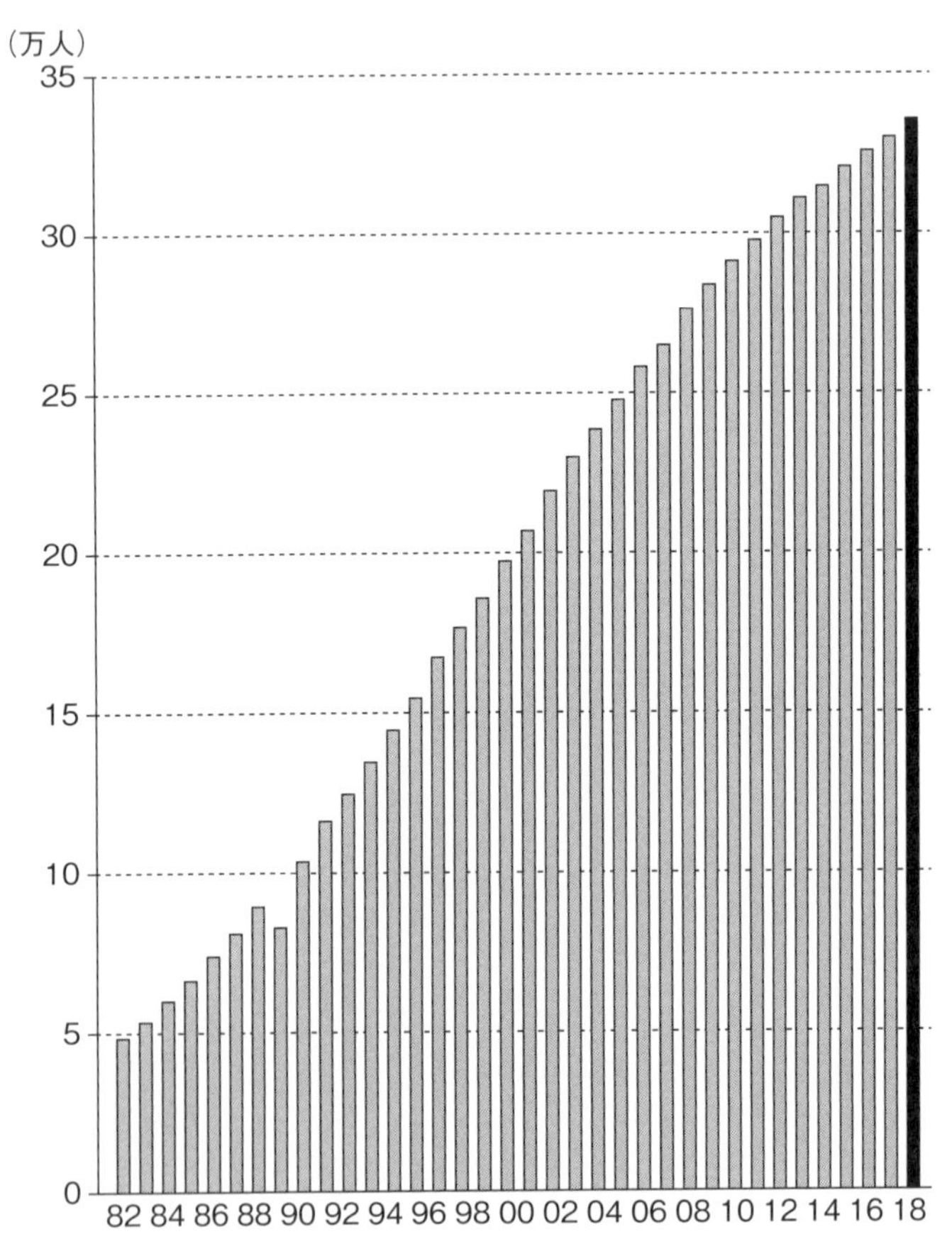

出典:わが国の慢性透析療法の現況(2018 年 12 月 31 日現在)

たためです。「慢性腎不全の治療＝血液透析」という考えが定着してしまったのです。

そして、これと並行して血液透析の技術が進み、きめ細かい管理で生存率も向上し、安定した治療となったことが考えられます。

少し古いですが、ここに２０１１年全国腎臓病協議会「透析患者の行動選択に関する実態調査」があります。

保存期の段階で各種透析方法の認知度を聞いてみると、「知っていた」が41・7％でした。しかし、一方で「知らなかった」（58・３％）の中で腹膜透析の認知度は4割弱となっており、保存期の患者さんへの透析治療に関する情報提供が不十分であることが露呈しました。また「高齢者腹膜透析研究会」（ゼニーレＰＤ研究会）の報告によると医療提供者側の調査でも、腎移植、腹膜透析、血液透析をすべて提供している施設と血液透析のみを提供している施設ではインフォームドコンセントが腹膜透析について十分に行われていないという結果が出ています。

また、世界各国の慢性透析患者治療割合を見ると、日本は腹膜透析の割合が圧倒的に少ないことがわかります。ほとんどの先進国では腹膜透析の割合が10〜20％であるのに対し、日本は約3％であり医療先進国としては、おかしな状況になっています。香港に至っては70％近くが腹膜透析ですから、大きな違いです。

要するに、日本の透析医療は「ガラパゴス状態」だということです。

ただ、2018年、2019年は、腹膜透析が若干増加に転じています。これは保険医療の体系が大きく影響しているものと思われます。

世界慢性透析患者の治療法割合

■血液透析　■在宅血液透析
■腹膜透析（就寝時、日中時など）

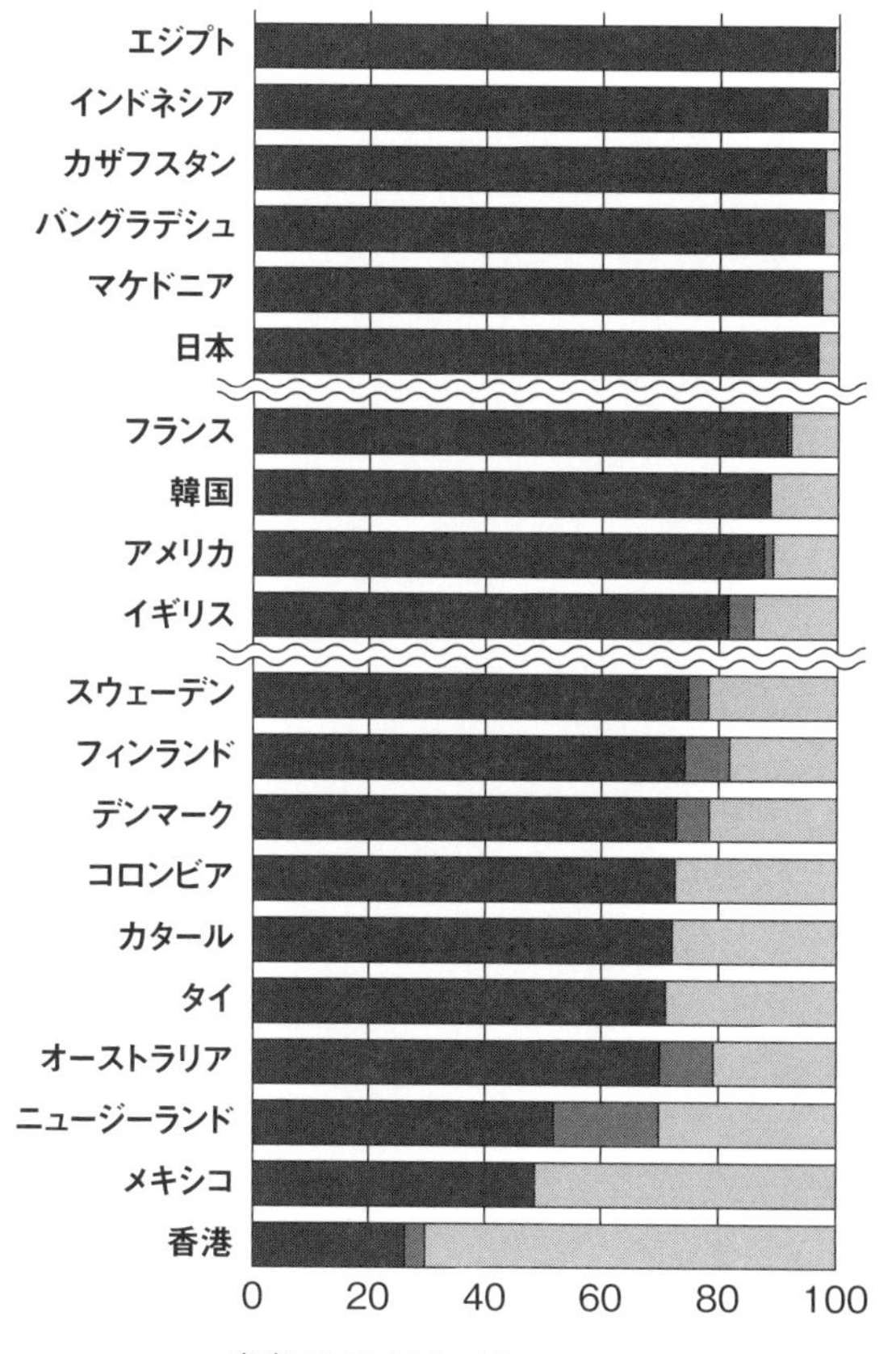

参考:2015/United States Renal Data Systemより作図

血液透析と腹膜透析はどうちがうの？

では、血液透析と腹膜透析はどこが違うのでしょうか？　そのしくみを簡単に説明しておきたいと思います。

血液透析

血液透析は、血液を一度体の外に出して、ダイアライザー（透析器）という装置の中に通し、再び体の中に戻します。

つまり、ダイアライザーは外付けの人工腎臓で、ここで血液を透析します。

ダイアライザーの中には数万本の細い管があり、腎臓の糸球体の役目をしています。管の壁（透析膜）には体の細胞膜と同じように、無数の小さな穴があいていて、血液と管の外側を流れている透析液の中の成分が出入りできるようになっています。これで、不要なものを血液中から透析液中に排出し、酸塩基平衡（※1）を中性に近づけます。

血液透析の治療には「バスキュラーアクセス」という血液の出入り口が必要となります。バスキュラーアクセスは、大きくは動静脈短絡を伴うものと伴わないものの2つに分類されますが、第一選択となるのは内シャントと呼ばれるもので、動脈と静脈を直接つなぎ合わせて、血液量が豊富な太い血管をつくる手術（シャント造設術）を行います。

血液透析のしくみ

血液を体の外に出し、透析器（フィルター）を通すことで、血液内の余分な水分や老廃物を取り除き血液をきれいにしていきます。

きれいになった血液は、再び体の中に戻します。

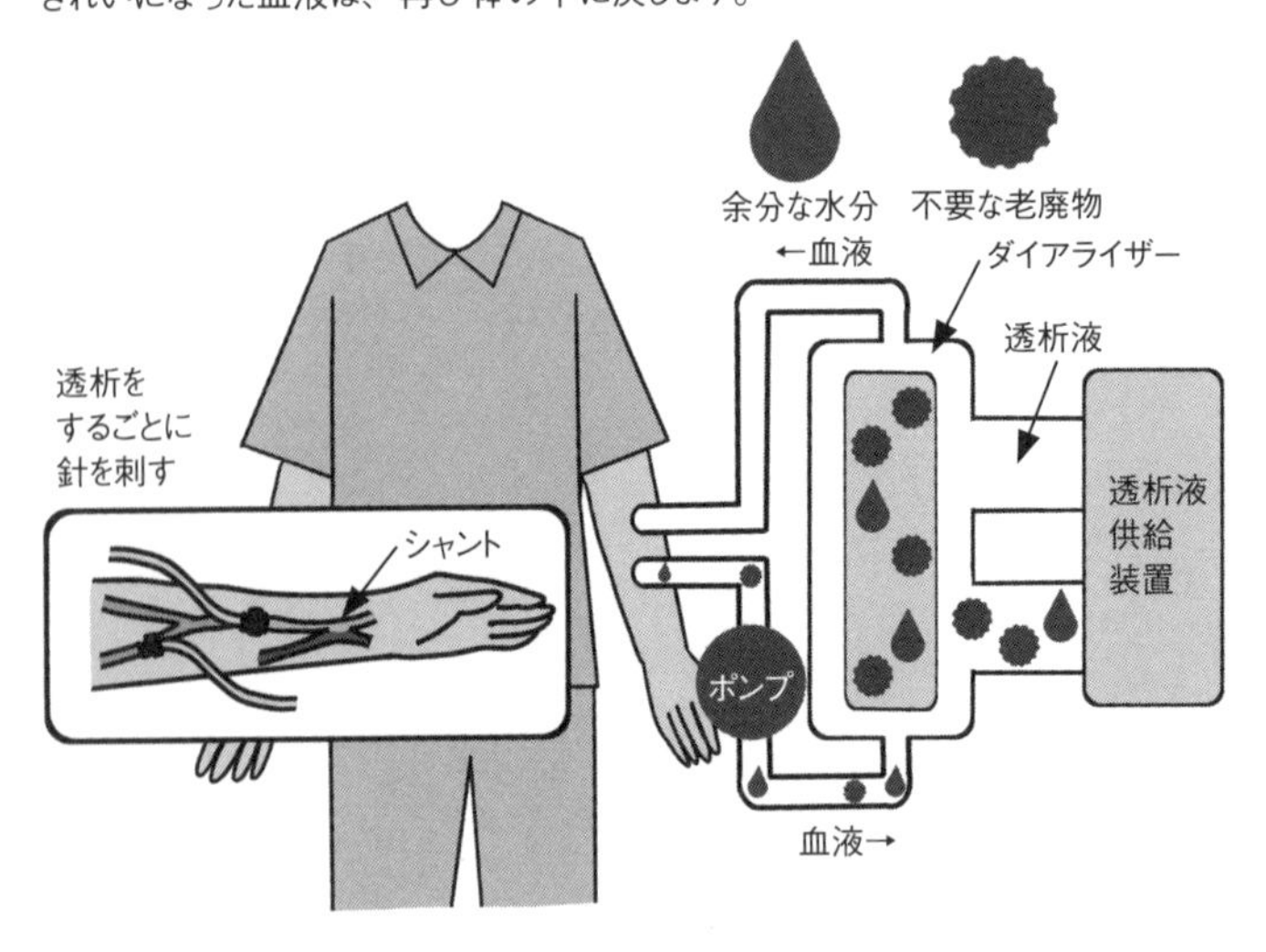

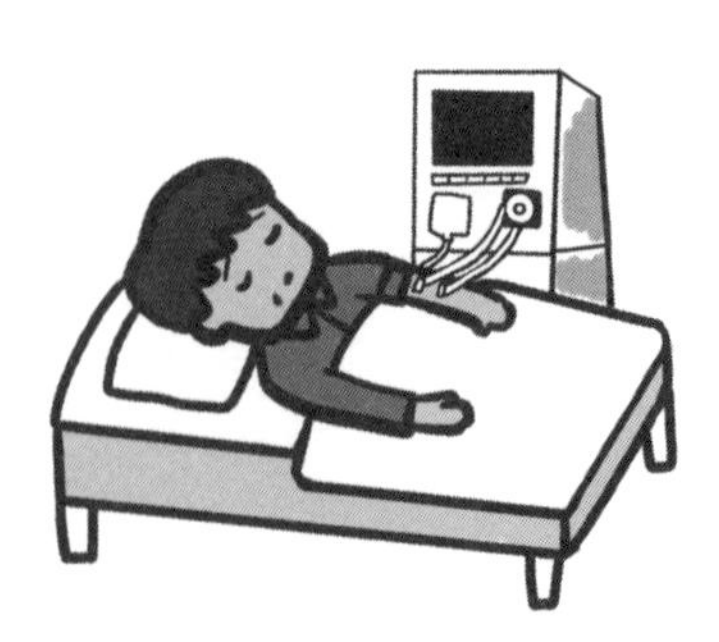

※1 酸塩基平衡は体内の酸と塩基のバランスを指し、肺や腎臓で調節される調節機構

腹膜透析

腹膜透析は、自分の「腹膜」を透析膜として使う透析方法で、自己の残腎機能を生かしながら、透析を行います（「残腎機能あり」の定義は、1日の尿量が100mL以上）。

腹膜とは、肝臓、胃、腸などの内臓の表面や、腹壁の内面を覆っている膜のことで、この膜に囲まれた空間を腹腔と呼びます。この腹腔内にカテーテル（チューブ）を留置し、そのカテーテルを通じて透析液を注入し、一定時間置いておくことで、透析が行われます。もう少し詳しくお話ししましょう。

腹膜は広げると畳一畳ほどの面積があり、表面には、毛細血管が網の目のように走っています。

透析液をお腹の中に入れて、一定時間（4〜6時間程度）溜めておくと、血液

空いている時間を利用してできる腹膜透析

腹膜透析（PD）には2種類あります

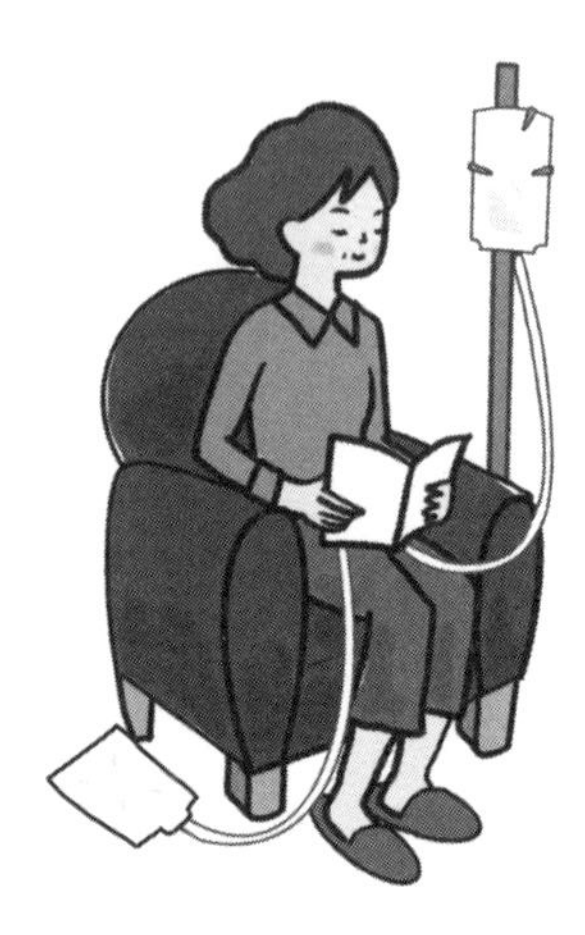

・CAPD

1日数回の透析液交換を手動で行い、24時間持続的に透析を行う方法です。

方法・操作は簡便ですが、透析液を交換する際に、それぞれ20～30分程度を要します。

（治療に使用する機械）

「CAPD接続 ZEROシステム」

「ホーム PD システムつなぐ」

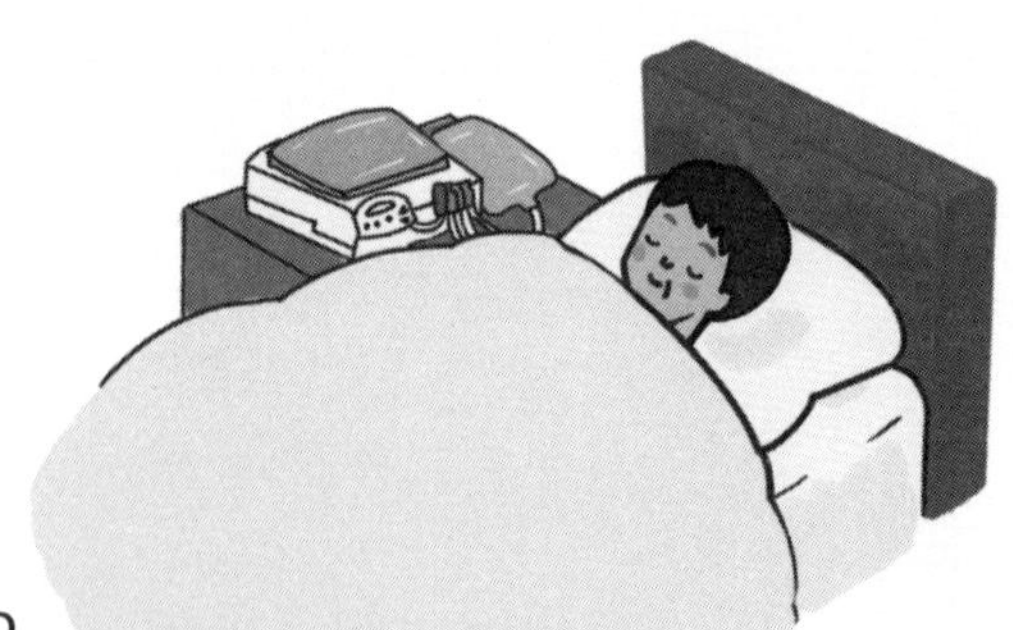

・APD

自動腹膜灌流装置（サイクラー）を用いて透析液交換を行う方法で、夜、寝ている間に機械を使用して自動的に透析を行う方法です。

（治療に使用する機械）

「ホームPDシステム かぐや」

「APD装置　マイホームぴこ」

中の老廃物や不要なものが、腹膜の毛細血管を介して透析液のほうに滲み出てきます。その液を体の外に排出する（排液）ことで透析ができ、生きていくことができるのです。

また、透析液には、ブドウ糖またはイコデキストリンというデンプンの一種が入っています。これらの成分は水分を集める性質があるため、体から余分な水分を取り除くことができるのです。

日中行う透析のイメージ

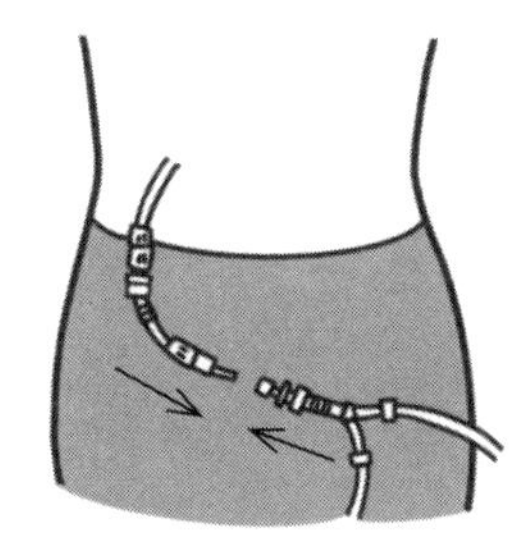

①お腹のチューブと透析バッグをつなげ、お腹の液を排泄液バッグに移す。

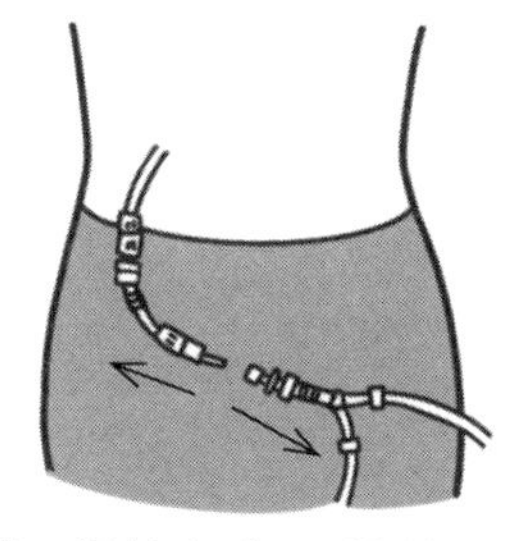

②新しい透析バッグから透析液をお腹に入れる。透析が終わったらチューブと透析液バッグを外す。

なぜ、腹膜透析は通院回数が少なくていいの？

腹膜透析には、60ページのイラストのように大きく「CAPD（連続携行式腹膜透析）」と「APD（自動腹膜透析）」の2種類があります。

CAPDは、1日に数回透析液を交換する方法で、この透析液の交換をバッグ交換といい、1回の交換にかかる時間は約30分です。朝、昼、夕方、就寝前など、生活のリズムに合わせて、基本的に患者さんご自身やご家族で、透析液の交換を行います。自宅や職場でバッグの交換をするとき以外はフリーな状態になりますから、普段と変わりなく過ごすことができます。

また、今日では、少量の透析液、低頻度のバッグ交換で始め、尿量、残腎機能に合わせて透析液量や交換回数を増やしていく「インクリメンタルＰＤ」という方法を採用する施設が多くなっていますが、透析液量が少ないと1回のバッグ交換は15分程度ですみます。

一方、ＡＰＤは、自動腹膜灌流透析装置（サイクラー）を用いて、自動的に透析液の交換を行う方法で、ＮＩＰＤ（夜間間欠式腹膜透析）とＣＣＰＤ（持続周期的腹膜透析）の２つの方法に大別されます。

ＮＩＰＤは、夜間就寝中のみ透析液の交換（3〜6回）を行う方法で、操作は寝る前と朝起きたときの2回だけです。従って、昼間は自由に過ごせますから、透析を始める前とほとんど変わらない生活を送ることができます。

また、仰臥位（仰向けで寝る姿勢）で行うことから、腹腔内圧が低く、多量の透析液を注入することができるのが特徴。ヘルニアやリーク（透析液の滲出）、腰痛などの合併症のある患者さんや、ＣＡＰＤで日中の腹部膨満感の強い患者さんに適しています。

ＣＣＰＤは、ＮＩＰＤに日中の透析液貯留を加えた方法です。昼間はお腹の中に透析液を長時間入れた状態で過ごす方法と、ＣＡＰＤと同様に1～2回のバッグ交換を行う方法があります。

最も大きな透析量が得られることから、主に残腎機能低下に伴い、小分子の除去が不十分となった患者さんに用いられます。

ＣＡＰＤ、ＡＰＤを問わず、腹膜透析のメリットは、何といっても患者さんの満足度の高さだと思います。学校や仕事への影響が少なく、ＱＯＬ（生活の質）を維持することができますし、残腎機能の維持に優れ、心血管系への負担が少ないことも注目されます。

では、次に腹膜透析がなぜいいのかについて一つずつ検証していくことにしましょう。

腹膜透析は腎臓の機能を保てるって本当？

　腹膜透析の最大の特長は、血液透析と比べて残存する腎臓の働き（残腎機能）が保持されやすいことが挙げられます。血液透析では、透析を開始してから数か月～1年で、尿の量が極端に減ってしまうことが多いのですが、腹膜透析では尿が出ている期間が長くなる傾向があります。

　透析が必要になったとき、腹膜透析を第一選択とする「ＰＤファースト」という考え方がありますが、これは尿がある程度出ている方は、腹膜透析を優先して導入することで、残腎機能の長期保持とＡＤＬ（日常生活動作）の低下の抑制に役立つと考えられるからです。

また、ＰＤファーストによって、できるだけ尿量を保ち、残腎機能を保持することは、透析患者さんの生命予後に好影響をもたらすともいわれています。

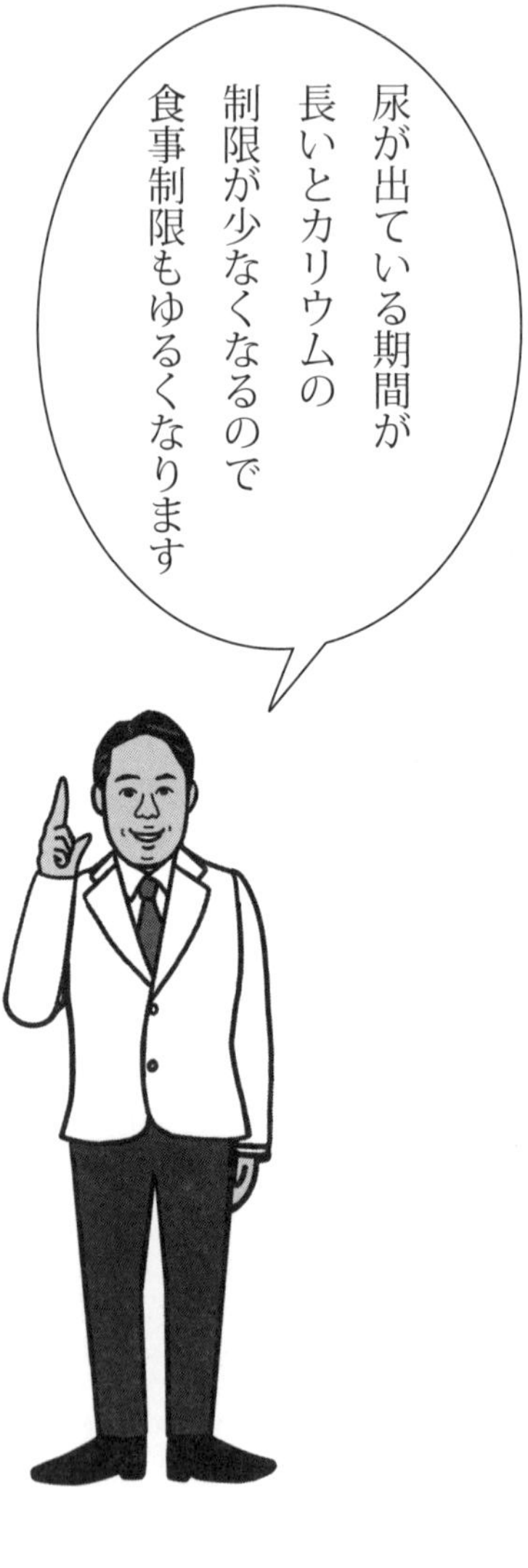

尿が出ている期間が
長いとカリウムの
制限が少なくなるので
食事制限もゆるくなります

腹膜透析は認知症になりにくいって本当？

では、認知機能はどうでしょう。これも腹膜透析と血液透析の患者さんで比較してみると、腹膜透析のほうがリスクも低いことがわかっています。

近年、ＣＫＤが認知機能低下の危険因子であることが明らかにされ、腎機能の低下に伴いその割合は増加し、透析患者さんにおいては同年齢の健常者と比べて2倍以上に及んでいるとの報告もあります。

69ページの図は「末期腎不全患者（血液透析患者）の年齢別認知症発症率」ですが、これを見ても発症率は健康な人の約3倍と高く、75歳以上では30～55％と、加齢とともに増加していることがわかります。

しかし、「治療法別の認知症合併率」の図を見ると、施設血液透析患者の合併率は10・3％なのに対し、腹膜透析患者の合併率は5・9％です。また、米国腎臓データシステム（ＵＳＲＤＳ）のデータ「認知症リスクの低い腹膜透析」でも、腹膜透析患者（3・9％）は血液透析患者（7・3％）に比べて、認知症発症率が低いという結果が出ています。

それではなぜ、血液透析患者さんに認知症が多いのでしょうか。それは血液透析患者さんでは、高血圧や脳浮腫、低血圧といった合併症が出現しやすく、そうしたものが脳血流に大きな影響を及ぼしているからなのです。

事実、透析前、透析直後、透析後に血液透析患者さんの脳血流を測定してみると、10～15％低下したというデータがあります。このことは、血液透析中の脳血流の低下が、認知機能に関与しているということを示すものです。

末期腎不全患者の年齢別認知症発症率

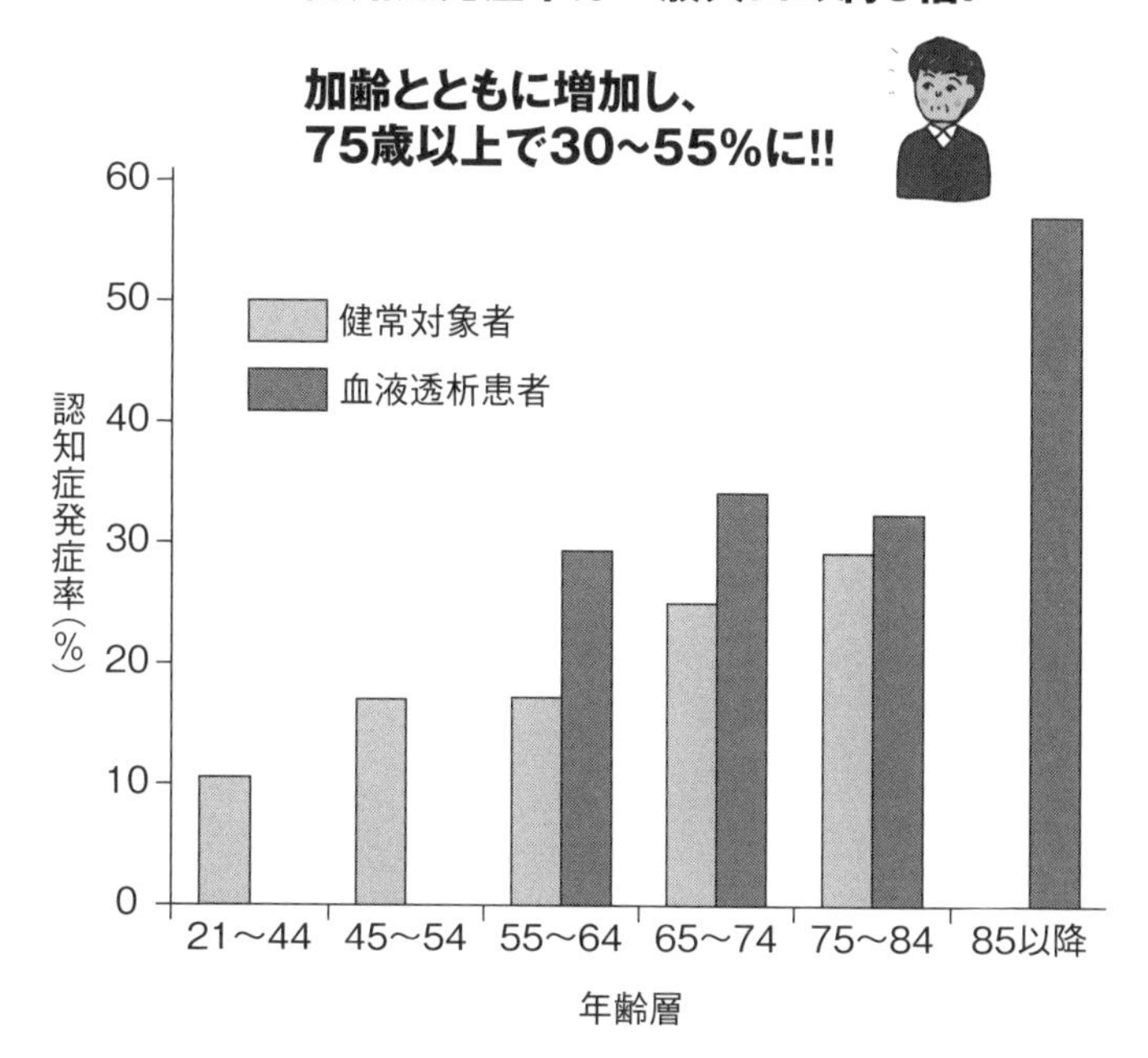

出典:Kidney International, Volume 79, Issue 1, 2011, 14-22

治療法別の認知症合併率

- 透析患者の認知症合併率 は9.9%
- 施設血液透析は10.3%で最多
- 腹膜透析患者は5.9で最小

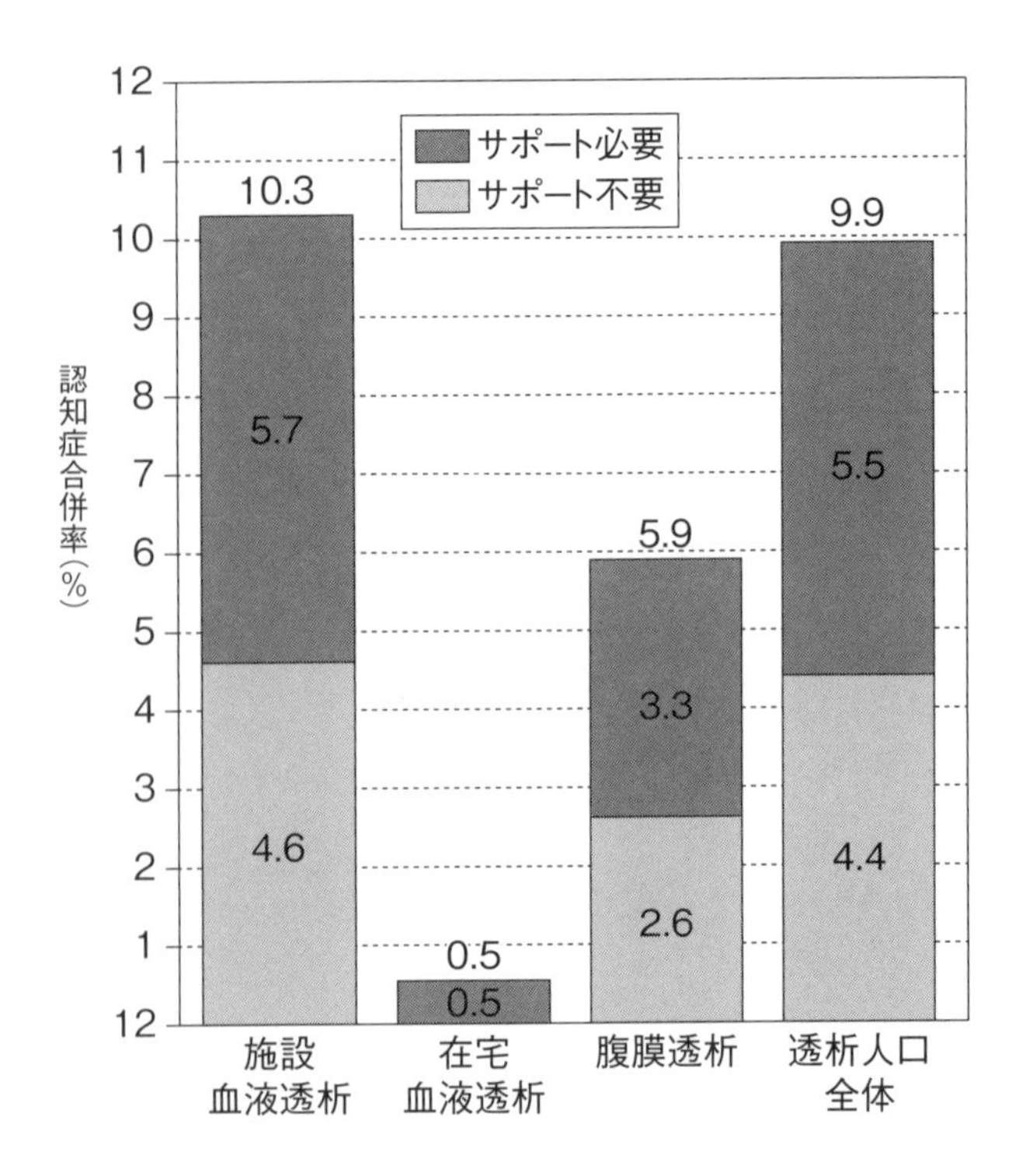

出典：わが国の慢性透析療法の現況（2010年）

認知症リスクの低い腹膜透析

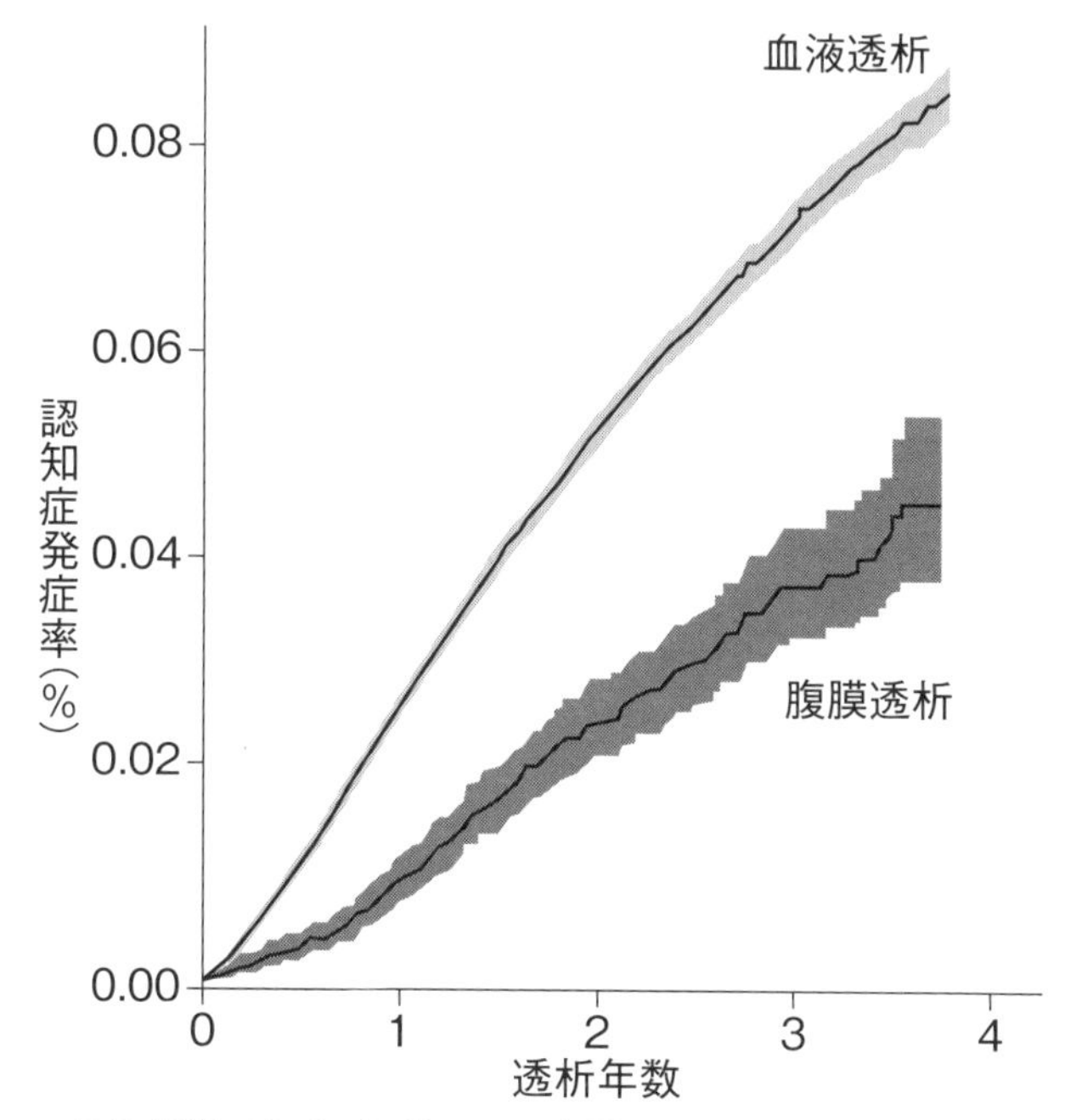

- **PDを導入した患者はHDを導入した 患者に比べて認知症発症率が低かった(3.9% vs. 7.3%)**
- **USRDSデータ**
- **n=12万1623人(HD 11万2960人、PD8663人)**
- **平均年齢 69.2歳**

参考:Peritoneal Dialysis Society 2015 "peritoneal dialysis international vol.35"より作図

腹膜透析は長生きできるって本当？

さて、ここまでの結論は、「残腎機能も認知機能も、腹膜透析のほうが優る」でした。では、生存率はどうでしょう。

今から15～16年前、Van Biesenらは、「血液透析を開始、継続している患者群と、腹膜透析を開始してその後血液透析に移行した患者群とでは、腹膜透析で透析を開始した群のほうが生存率が高い」という論文を発表しています。

ただし、これは対象者数が少ないため、データとしては「やや難あり」の感は否めませんが、先ほどお話しした「ＰＤファースト」の考え方は、この論文が元になって出てきたものです。その後、２００７年には米国で、「生存率は腹膜透析が10％優る」という論文が発表されています。

ひるがえって、日本においてはどうなのでしょうか。

前にも触れましたが、従来、日本では血液透析の技術が非常に高く、5年生存率約60％、10年生存率約40％と、諸外国に比べて10～20％ほど良好な結果となっています。一方、腹膜透析の生存率を検討した報告はほとんど見られず、同数程度の腹膜透析と血液透析の生存率の比較検討の報告もありません。

そこで、当院透析センターでデータをとってみました。対象は、2009年10月～2015年8月31日に腹膜透析もしくは血液透析を導入した269例です。

その結果、やはり腹膜透析の生存率が高いということがわかったのです（次ページ図）。

透析治療と生存率（江戸川病院の例）

	データ数	打ち切り数	5年生存率
血液透析	133	97	60.0%
腹膜透析	136	110	71.2%

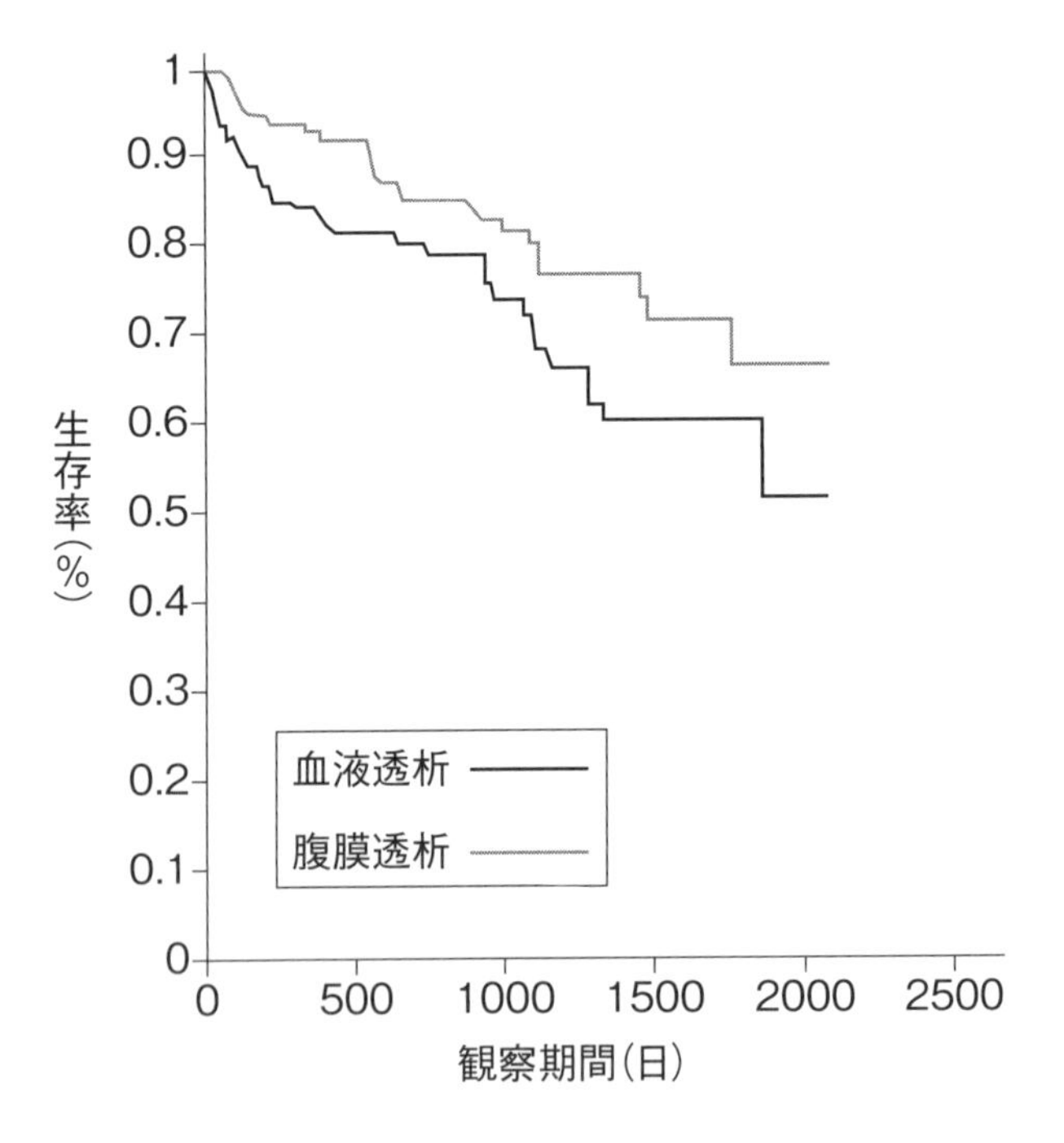

年をとっていても腹膜透析はできるの？

腹膜透析は、高齢者にもメリットの多い透析治療です。

腹膜透析が日本に紹介された当初は、対象として60歳以下が望ましいとされ、積極的に導入されませんでしたが、今ではやはり「第一選択」が常識です。

以前「高齢者腹膜透析研究会」で高齢者腹膜透析の実態調査を行いました。

その結果、合併症が少ない場合では、年齢によって生存率や治療継続率にほとんど差はありませんでしたが、合併症の多い70歳以上では生存率、治療継続率とともに有意差をもって低いということがわかりました。このことは、合併症が少なければ80歳代でも十分腹膜透析ができるということを物語っています。

２００７年にはついに高齢化率が21％を超え、超高齢社会に突入した日本では、透析開始の平均年齢も毎年高齢化が進み、後期高齢者（75～84歳）や超高齢者（85歳以上）の透析導入が多くなっています。そして、こうした高齢の方に優しい治療であるのが腹膜透析だということをぜひ知っていただきたいと思うのです。

在宅医療である腹膜透析は、病院への通院は月に１～２回ですみますし、体外循環のためのシャントが不要であり、心血管系への負担も少なくてすみます。このような身体的メリットをはじめ、精神的、社会的メリットも多数あります（表）。また、加齢とともに自立能力が失われていくことはあると思いますが、ご家族の見守りや支援、介護保険や医療保険を利用した支援などにより、住み馴れた自宅で安心した透析ライフを送ることができます。

高齢者こそ実感できる腹膜透析のメリット

身体的メリット	
1	心循環器系の負担が少ない
2	シャントが不要
3	血圧の乱高下が少ない
4	体内環境が一定に保たれる
5	腎機能を長い期間残すことができる
6	食事制限が少ない

精神的メリット	
1	生きることの尊厳を保てる
2	自立能力を生かせる

社会的メリット	
1	環境の変化が少ない
2	家族の支援が得られやすい
3	通院の回数が少ない

仕事を続けるなら腹膜透析の方がいいの？

「人生100年時代」、高齢でも透析治療を導入するにあたって「仕事と透析の両立」ということに対して不安を感じる方は少なくありません。

その点、腹膜透析は、通院が月1～2回と少なくてすみ、また、自宅や職場で生活スタイルに合わせた透析方法を選択できるため、それまでと変わらず仕事を続けることができます。

医学誌「Nephrology」（Carlton）に掲載された論文でこんな研究がありました。腹膜透析の患者さん（102例）と血液透析の患者さん（77例）の社会的機能（透析前後での雇用状況、収入、一般健康状態）を評価したところ、就労は透析開始によって妨げられるものの、腹膜透析は施設血液透析に比べて雇用および所得の維持に関して優れていることがわかりました。透析導入後の失業率の危険度は、施設血液透析群は腹膜透析群の5倍強だったというのです。つまり、自由度の高い腹膜透析は仕事と両立しやすい、ということです。これも腹膜透析の大きなメリットです。

腹膜透析なら
定年まで働くことも
できそうだ

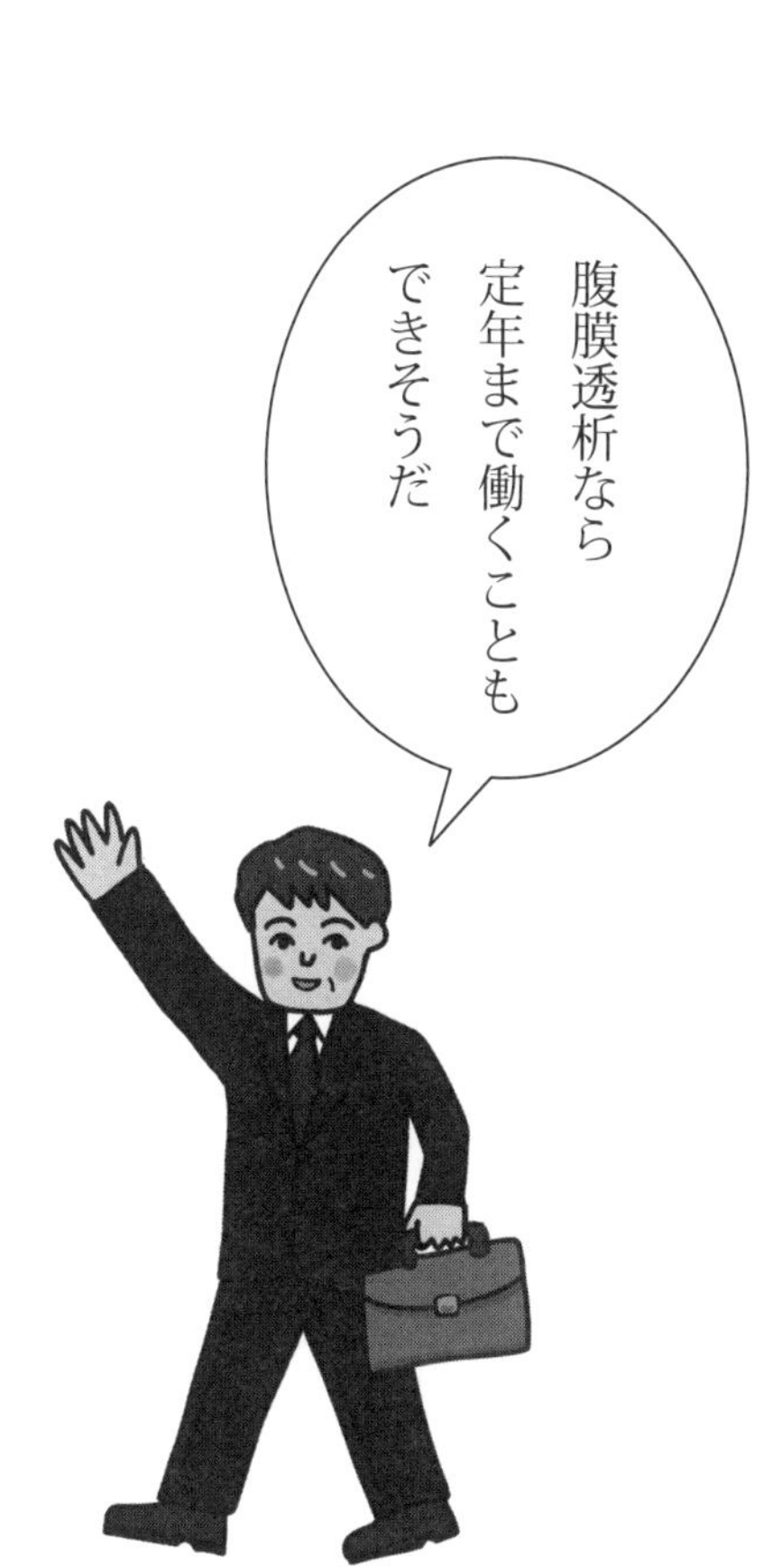

腹膜透析は家でできるの？

もう少し、普段の生活を細かく見てみましょう。

まず自由度ですが、血液透析は週3回程度医療機関へ通い、4時間程度の治療時間を要します。しかし、腹膜透析では通院は月に1～2回、患者さんご自身（またはご家族など）が透析液の交換を行いますから、透析場所は自宅をはじめ、清潔な場所ならどこでも可能です。

例えば、会社勤めのCAPDの患者さんなら朝7時に起床して自宅で1回目の透析液交換、12時に会社で2回目の透析液交換、18時に会社あるいは自宅で3回目の透析液交換、就寝前の23時に4回目の透析交換……といった1日のリズムが考えられます。もちろん、APD（NIPD）の場合なら、就寝時の機械のセットと起床時の取り外しだけですみます。

また、腹膜透析なら、旅行も手軽にできます。

透析液と必要な物品が揃えば、基本的にはどこでも旅行することが可能です。透析液や器材は透析液メーカーが送付してくれます。旅行中、透析液交換時間以外の拘束はありません。一方、血液透析の場合も旅行は可能ですが、事前に旅行先の透析施設の予約をとらなければいけませんし、旅行中、透析をする時間は拘束されることになります。

ですから、「趣味の旅行を諦めたくない」と腹膜透析を選択する方もいらっしゃいます。

血液透析は痛いって本当？

腹膜透析は、ゆっくりと24時間かけて老廃物や余分な水分を排出することにより、体に優しい治療法です。

それに対して血液透析は、一般に48時間分の老廃物を4時間で急激に除去するため、体に大きな負担をかけます。

例えば「透析不均衡症候群」といわれる頭痛、吐き気、脱力感や、血圧低下、手足のひきつれ（筋肉の痙攣）などの症状が現れます。

ちなみに、血液透析を行うとまず血液がきれいになり、その後に細胞の中に入っている老廃物が血液中に出てきて浄化されるのですが、不均衡症候群は、この時間差のため一時的に細胞の中と外の浸透圧に差が生じるために起こります。

これらの症状の多くは、体が透析にまだ慣れていない透析導入期に見られるもので、慣れていけば徐々に起こりにくくなりますが、血圧低下や筋肉の痙攣は透析維持期になっても起こりやすいことが知られています。

また、血液透析は毎回針を2本刺します。

しかも血液透析に使われる針は、通常の注射針の3倍以上の太さがあります。痛みの感じ方は人それぞれですが、この穿刺が痛くて、「血液透析をするのが苦痛」だという患者さんは、たくさんいらっしゃると思います。

針の痕に赤い点が出たり、血管に沿って腫れが出ることもあるほか、血管に圧がかかって痛みが生じることもあります。

一方、腹膜透析では、血液透析のような透析中の症状が起こることもありませんし、毎回針を刺すこともありません。

ただ、お腹に透析液を入れるため、お腹が張る感じ（腹部膨満感）があります。

しかし、導入期に感じる膨満感は、多くの場合、次第に慣れていきますから心配はいりません。

慣れるまでは、透析液の量を少なめにして治療を行う、あるいは就寝中にAPD（自動腹膜透析）を行うといった方法も考えられます。

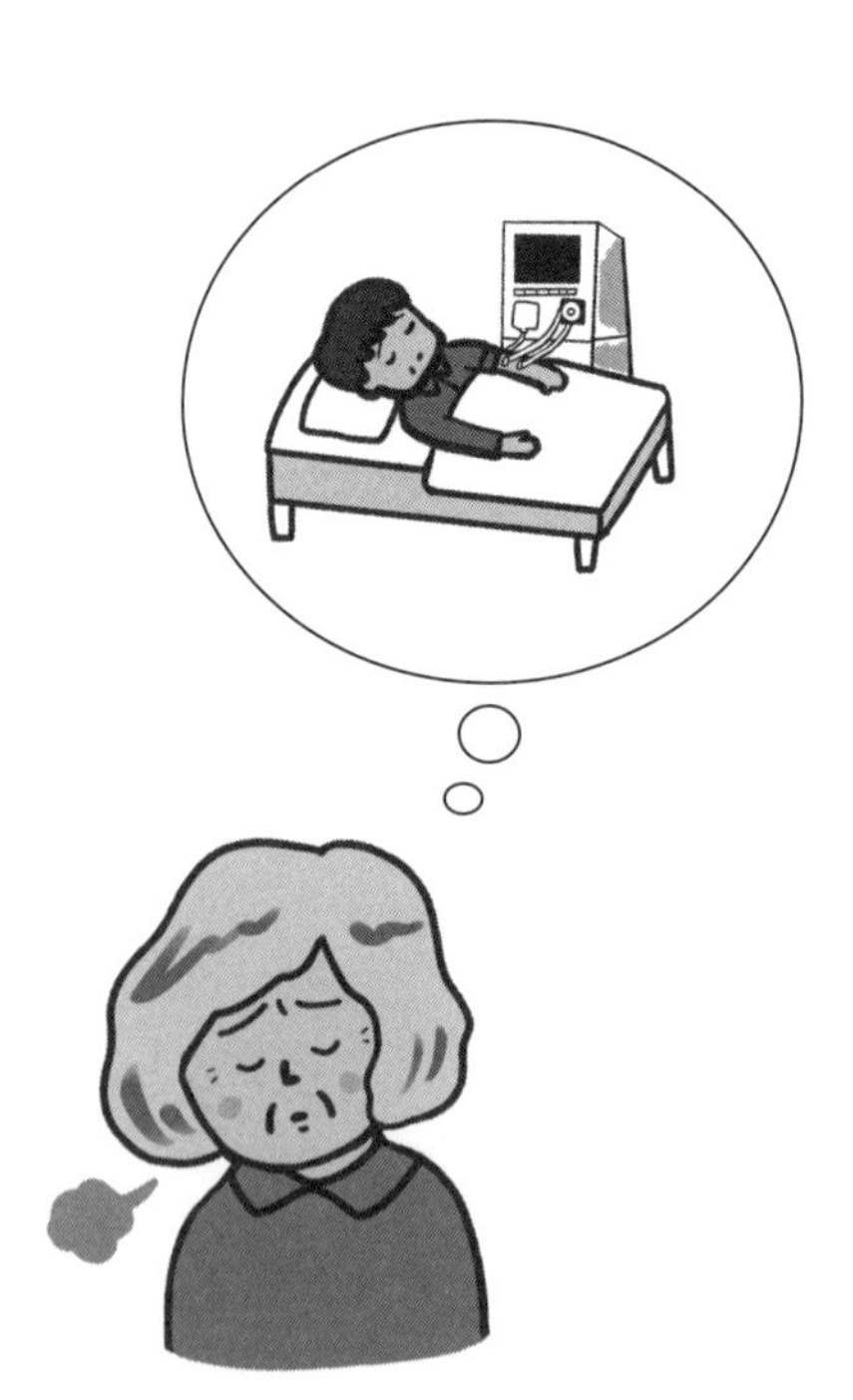

腹膜透析には食事制限があるの？

よく、「透析治療は食事療法との闘い」だと言われますが、腹膜透析は血液透析に比べて、食事制限が比較的緩やかです。

血液透析では、水分、塩分、カリウム、リンなどの制限を厳密に行う必要がありますが、腹膜透析の場合は、塩分やリンは制限されるものの、水分は尿量、除水量によって調節、カリウムは透析液の中に出てしまうので、野菜や果物については、健康な人と同様に食べられます（むしろ不足に注意）。

ただし、腹膜透析の透析液にはブドウ糖が含まれています（ブドウ糖を含まないイコデキストリンの透析液もあります）。

このブドウ糖は、体内に吸収され、エネルギーとして蓄えられます。

ですから、食事を普通に摂っているとカロリーオーバーになって肥満につながります。そのため食事から摂るカロリー量で調節する必要があります。

つまり、必要エネルギー量の確保が大事なことはいうまでもありませんが、その必要エネルギー量は、透析液からの吸収エネルギー量を差し引いたものということになります。

例えば、1・5％のブドウ糖濃度液2Lを1日4回使用するとして、

腹膜吸収エネルギー量は、

約70kcal×4回＝約280kcal

したがって、この場合、

1日でご飯（白米）1膳分（約170g）を減らす必要があるということです（白米100gは168kcal）。

このくらいの調節なら、できそうですよね。

腹膜透析が受けられないのは、どんな人？

このように腹膜透析にはさまざまなメリットがありますが、なかには実施できないケースもあります。例えば、

- 高度の慢性閉塞性肺疾患（肺気腫など）や、手術や炎症による高度な腹膜癒着でお腹の中の容積が減少していると考えられるケース。ただし、手術をした患者さんでも、多くの場合は腹膜透析が可能です。

また、次のように、実施に検討が必要なケースもあります。

- ヘルニア。程度によっては腹膜透析を始める前に、手術が必要です。
- 慢性腰痛症。お腹の中に透析液を貯留することによって増悪する場合は、検

討が必要です。

- 神経障害や運動障害などにより、自力でバッグ交換が困難なケース。ただし、ご家族や訪問看護師のサポートが確保できれば、可能な場合もあります。

一方、むしろ腹膜透析の実施が好ましい患者さんもいます。

高齢の患者さんにとって、腹膜透析が身体的、精神的にさまざまなメリットがあることはすでにお話ししましたが、ほかにも例えば、腹膜透析は、

- 体液バランスを一定に保ちやすい
- 循環器系への影響が少ない
- 体への負担が少ない

透析であることから、心機能の悪い腎不全患者さんに適しています。

しかし、除水量には限界がありますから、塩分を多く摂りすぎると、むくみや高血圧をきたすことがあります。そのため、食事のコントロールを含めた自己管

理をきちんと行うことが大切です。

また、糖尿病性腎症の方は、ブドウ糖が含まれている透析液の場合には、血糖値への影響を心配されますが、血液透析と違い腹膜透析は透析中にブドウ糖が抜けて低血糖を起こすリスクは少なく、血液透析のように透析治療を行う日と行わない日で、血糖値に大きな変動が出ることもありません。

当院では低濃度（1・5％）の透析液を用いていますが、場合によってはブドウ糖を含まないイコデキストリンの透析液を用います。イコデキストリンはトウモロコシのデンプンからつくられた物質ですが、分子量が大きいので腹膜を介して急速に吸収されることはありません。

腹膜透析はどうやって始めるの？

腹膜透析を始めるためには、透析液を出し入れするためのカテーテル（チューブ）をお腹の中に入れる手術（カテーテル挿入術）が必要です。

手術は、当院の場合、腹腔鏡下で以下のように行います。

通常、全身麻酔か硬膜外麻酔で行い、正中（体の左右の真ん中のライン）臍上部を約3㎝切開し、そこにポート（筒）を入れ、次に臍のやや右下に5㎜のポートを作成します。

そして、臍上部のポートからカテーテルを骨盤内のダグラス窩と呼ばれる腹腔

腹膜透析のしくみ

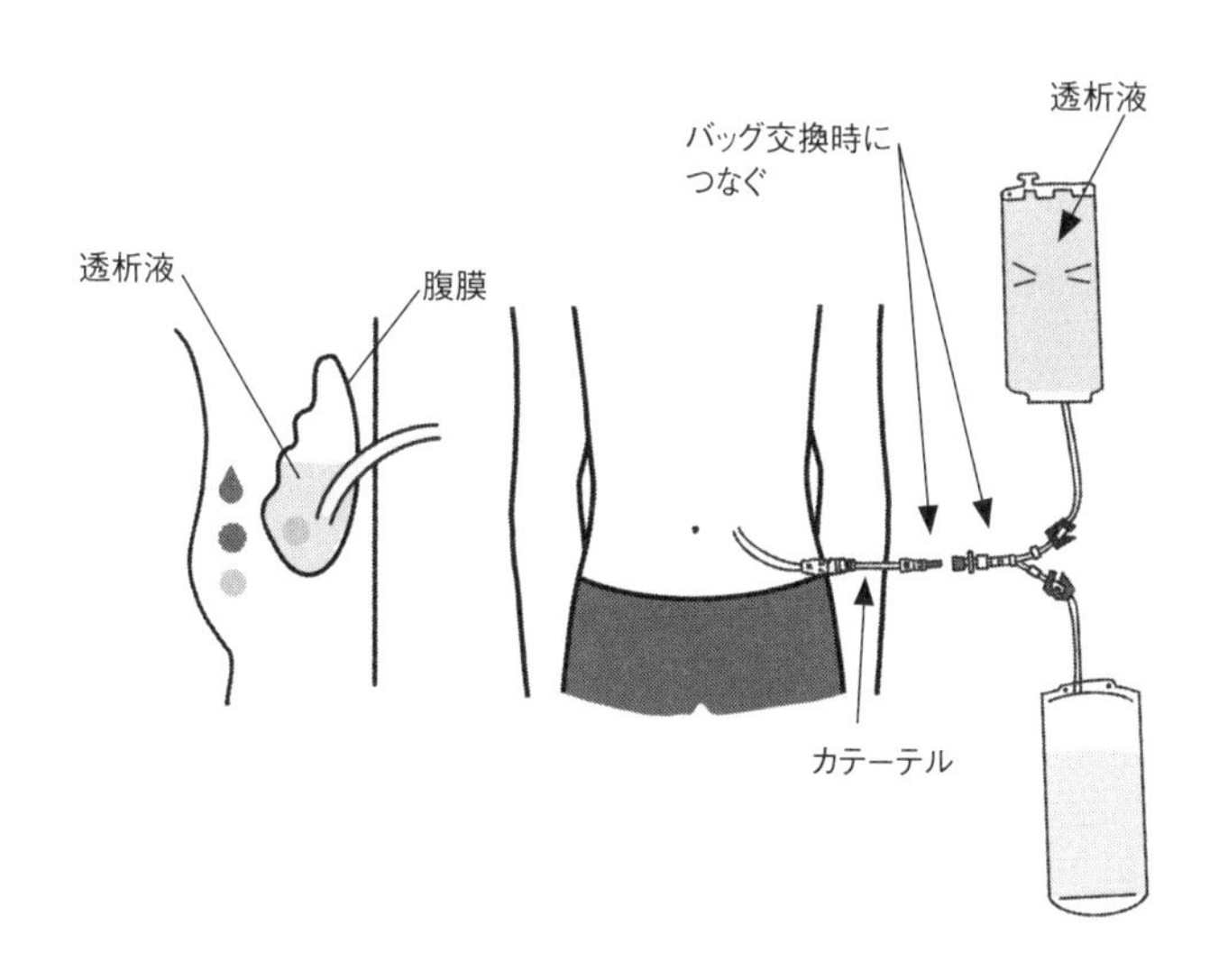

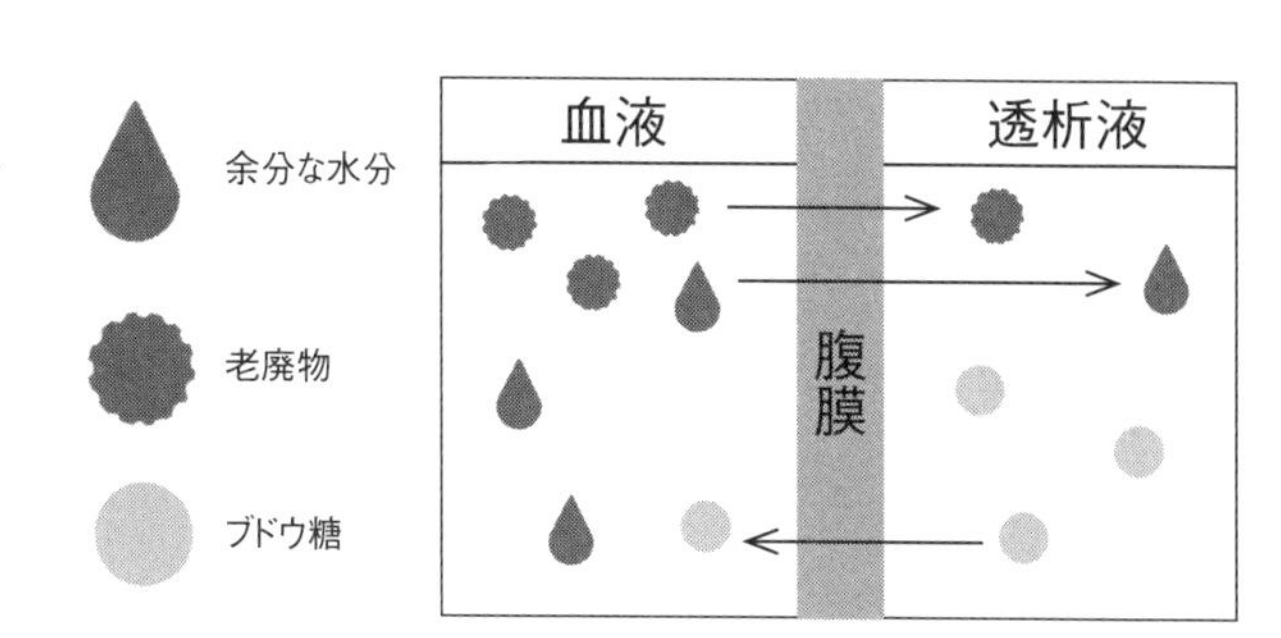

のくぼみに挿入し、カテーテルが適正な位置にあることを確認して固定。皮下トンネル、出口部を作成し、腹腔外のカテーテルはこの皮下トンネルを通して、出口部より先端を取り出します。

カテーテルとはやわらかいシリコンでできているチューブのことをいいます。腹膜透析を行うには、このカテーテルがとても重要です。また、出口部を清潔に保つことは感染予防をするために大切なため、術後は出口部に異常がないか観察とケアを毎日行います。

なお、腹腔鏡下の手術では過去に手術歴のある方や肥満体型の方でも、約３㎝の傷ですみ、適切な位置にカテーテルを挿入することができます。

手術には「ＳＭＡＰ法」、「ＳＰＩＥＤ法」の２種類があり、次のような特色があります。

SMAP法

手術を2回に分けて、段階的に腹膜透析を開始する方法です。腎臓の機能に余裕があり、透析をするまでに時間がある場合に有効で、1回目の手術では、お腹の中にカテーテルを入れて皮下に埋没させておき、透析が必要となった段階でカテーテルの出口部（カテーテルがお腹から出る位置）を作成し、透析を開始します。入院期間は1回目も2回目も1週間程度です。バッグ交換の手技などの指導は、主に外来で行われます。

SPIED法

短期間で効率的に腹膜透析を開始する方法です。

カテーテルをお腹の中に入れて、出口部を作成し、カテーテルの先端を取り出しておきます。その後出口部を安定させ、約10日間で透析開始となります。

出口部の位置は、主治医や看護師と相談して決めます。ポイントとしては、

- ベルトやシートベルトがあたらない位置
- 見やすい位置
- ケア（手入れ）しやすい位置
- 手術の傷あとや皮膚炎、シワのある場所は避ける
- 立つ、座る、横になるなど、体位を変えて支障がないことを確認する
- 日常生活や仕事上で圧迫される場所は避ける

（例えば、家事をする方は流し台の縁、和装をよくする方には帯の位置、運送業なら荷物で圧迫される場所、ドライバーはシートベルトの位置など）

といったことが挙げられます。

腹膜透析はたった30分の手術1回で導入できるの？

当院ではSPIED法を採用していますが、この方法は出口部が安定した状態で腹膜透析を開始することで、術後合併症を回避し、かつ約10日間と短期間に効率よく導入することができます。また、手術は1回だけですから、QOL（生活の質）といった観点からも望ましいと思います。

SPIED法での入院から導入までの流れは、次のようになります（当院の場合）。

①カテーテル挿入術

・3泊4日程度の入院
・全身麻酔で腹腔鏡下術
↓
②外来通院
↓
③腹膜透析導入入院
・手術から約10日～1か月後に再入院（入院期間平均1～2週間）
・1日目／お腹の中を洗浄、2日目以降／手技実践、生活上の注意事項など

カテーテル挿入術は、開腹手術または腹腔鏡下術で行いますが、手術に要する時間は平均27分です。

手術後は、動きすぎたり、いきんだりすると腹圧（お腹にかかる圧）が高まり、痛みやトラブルを招くことがありますが、医師や看護師に指示された安静を保っ

ていれば大丈夫です。

カテーテル挿入術の後は、いったん退院して、10日～1か月後に腹膜透析導入入院となりますが、腎機能の検査結果が悪い場合は継続して入院していただくこともあります。

平均1～2週間の導入入院は、これからPD（腹膜透析）生活を続けるにあたって、とても大切な時間です。よく、「たくさん覚えることがあって、自分にできるかどうか心配」という患者さんの声を聞きますが、病院のスタッフがわかりやすくお教えしますから、心配には及びません。

不安がある場合は、その場で確認することができますから大丈夫です。何度も繰り返し練習することで、退院まではほぼみなさんマスターされます。

マスターしなければならない手技はバッグ交換やカテーテルケアなどですが、バッグ交換については、すべての患者さんにまず、CAPD（連続携行式腹膜透析）の手技を取得していただきます。これは停電があった場合などは、ＡＰＤ（自動腹膜透析）の患者さんもＣＡＰＤに切り替えられるようにするためです。

ＣＡＰＤ手技取得後、ＡＰＤを希望する患者さんはＡＰＤ手技の練習をします。


そのほか、出口部のケア、シャワー浴や入浴の際の注意点、体重、血圧、尿量、体温の測定と記録など、日々必要な手技をこの入院中に取得します。また、日常生活の注意事項や食事について、合併症や緊急時、災害時などにどうしたらいいか、などということも病院スタッフから伝えられますから、退院後は安心して自宅でＰＤ生活を送ることができます。

ただし、自分の生活に腹膜透析治療を取り入れ、ペースをつかむまでは3か月くらいかかるのが普通です。慣れるまでは無理をせず、焦らずに、学んだことを確認しながら治療と日々のケアを行うことが大切です。

腹膜透析はライフスタイルに合わせて調整できるの？

透析液にはいくつかの選択肢があり、どういう透析液をどのくらい使ったらいいかということは、その患者さんの年齢、体格、残腎機能、透析効率などを考えて導入入院中に決めますが、選んだ治療法で老廃物の除去や体液管理がうまくいかない場合は、透析液量の調整、貯留時間の変更、透析液の内容の変更を行います。前にもお話ししましたように、腹膜透析はできるだけ尿量を保ち、残腎機能を保持することを目的とした治療です。

まずは患者さん本人の体に頑張ってもらい、必要な分だけ腹膜透析をしましょう（インクリメンタルＰＤ）、という考え方です。ですから、その方の残腎機能に合わせてバッグ交換の回数、透析液量、透析液貯留時間、透析液のブドウ糖濃度などを調整することが、とても大事なのです。

月に1〜2回の外来通院では、現在の透析が適切であるかを主治医が検討し、必要であれば、こうした調整を行います。特に高齢者では、少ない透析液量で、1日に1〜2回のバッグ交換ですむ場合も少なくありません。

つまり、言い換えると腹膜透析は、環境も含めそれぞれの「患者さんに応じたやり方」で始めて、何かその後に問題が出てきたらそのタイミングで調整していく治療なのです。

例えば、CAPDかAPDかということでも、導入期には仕事や生活時間、透析を主に行うのは誰かなど、患者さんのライフスタイルに合わせて、まずはどちらかを選択しますが、不都合が生じたならその時点で変更します。

また、患者さんの中には、「バッグ交換の時間が気になって、ゆっくり外出できない」とか、「毎日きっちり同じ時間にバッグ交換するのがプレッシャーになっている」などと訴える方がいらっしゃいますが、それほど厳密に考えることはありません。

バッグ交換は、基本的には医師に指示された時間に行いますが、日常生活の中でそれが多少ずれてしまうこともあるでしょう。仕事の都合で1回抜けてしまったなどということもあるかもしれません。

でも、大丈夫です。

それで急に体調が変化するようなことはありませんから。バッグ交換の時間をずらして、早朝からの釣りやゴルフを楽しんでいるという方もいらっしゃるくらいです。これも腹膜透析のいいところです。

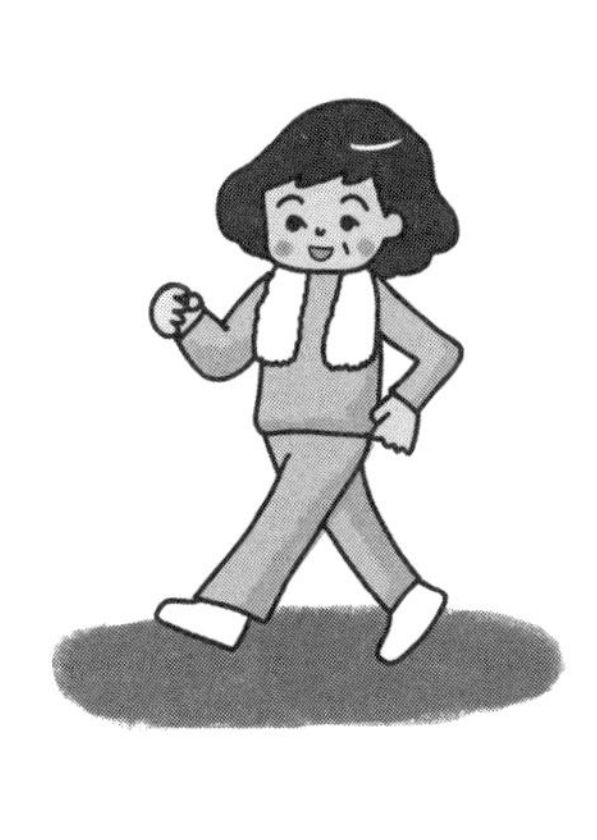

腹膜透析を始めると生活はどう変わるの？

さて、退院後は、専門の業者から定期的に自宅（患者さんの指定の場所）へ透析液や器材類を配送してもらうことになります。透析で出る排液はトイレに流し、バッグはゴミとして出しますが、自治体によって扱いが違うので注意が必要です。

入浴は、退院後しばらくはカバー方法（入浴用のカバーを使用して、出口部を保護する方法）でのシャワー浴となり、手術後2週間を目安にオープン方法（出口部を保護しない方法）でのシャワー浴が可能となります。そして、手術から約3か月後、出口部と皮下トンネルの傷が完全に治れば、オープン入浴ができるようになります。ただし、感染予防ということを考えると、カバーをつけることを推奨します。

いずれにしても、年齢や糖尿病の有無、栄養状態などにより、手術後の傷の治り方には個人差がありますから、シャワー浴、入浴の方法や開始時期は、必ず主治医および看護師の指導に従ってください。

また、お腹に透析液を入れていても、運動はできます。

適度な運動は肥満や脂質異常症を予防し、血流を良好にし、筋力増強、ストレス解消に役立ちます。主治医に相談した上で、まずはウォーキングなど負担がかからない運動から始めるといいでしょう。運動時には腹部への圧迫を避け、カテーテルが引っ張られないように注意する必要があります。運動後、汗をかいたらカテーテルケアを行い、清潔に保つことが大事です。

食事については、前にもお話ししましたが、塩分やリンの制限があります。

特に塩分の摂りすぎは、水分の摂りすぎにつながりますから、塩分を適正にコントロールすることは、腹膜透析を続ける上で基本中の基本です。

さらに、透析液からの吸収エネルギー（ブドウ糖）を考慮して、適度なエネルギー摂取を心がけること。タンパク質は摂るべき栄養素ですが、タンパク質が多く含まれる食品にはリンも多く含まれていますから、摂りすぎには要注意です。また、腹膜透析ではカリウムの制限がかなり緩和されます。

普通の人と同じくらい生野菜や、刺身、すしなどの生ものを食べることができる場合がほとんどですが、個人差があることなので、これも注意しなければなりません。

こうした腹膜透析の食事については、病院の栄養科などが栄養指導を行っていますから、それに従ってコントロールすればいいでしょう。

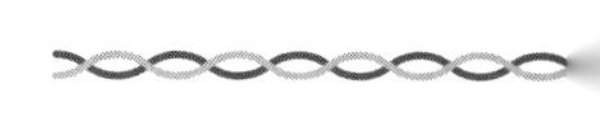

腹膜透析にも合併症はあるの？

腹膜透析には、腹膜透析特有の合併症があります。しかし、合併症の発症を防ぐことは可能です。それには、患者さんやそのご家族が、合併症について理解しておくことが大切です。

では、どのような合併症があるのでしょうか。

まず、感染症では「ＰＤ腹膜炎」、「カテーテル出口部・皮下トンネル感染」があります。

腹膜透析の合併症①　ＰＤ腹膜炎（細菌性腹膜炎）

ＰＤ腹膜炎は、腹腔の中に細菌が入って炎症を起こすもので、腹膜透析離脱の主な原因の一つにもなっています。少しでもお腹から出す排液が濁った場合は、腹膜炎の可能性が高いです。発熱、腹痛、吐き気、下痢、便秘などの症状が出ることもありますが、出ないこともあります。

原因は、出口部・皮下トンネルからの感染、カテーテルやバッグの傷から細菌が入って起こるケース、バッグ交換時のミス（清潔を保てない）などの外因性のものと、経腸管感染（虫垂炎、憩室炎、腸管穿孔など）、経腔感染、血行感染といった内因性のものがあります。

排液が混濁した場合は、まずは受診をしてください。医療機関に行けば、すぐに治療できることがほとんどです。腹膜炎の頻度はかなり改善してきており、１

年に1人の患者さんが腹膜炎になる確率は平均0・2回ほどです。

予防の第一は、「バッグ交換を清潔な環境で、清潔操作で行うこと」と、「カテーテル出口部・皮下トンネル感染を起こさないこと」です。

腹膜透析の合併症② カテーテル出口部・皮下トンネル感染

カテーテル出口部感染は、出口部から細菌が入り込んで起こる感染症です。そのままにしておくと菌がカテーテルに沿って侵入（トンネル感染）し、腹膜炎になることもあります。

感染を起こした出口部は、疼痛や腫れ、ジュクジュクする（浸出液、膿、肉芽形成）といった症状が出現します。

原因は、カテーテル周囲や出口部の不潔、カテーテルによる摩擦、テープや消毒薬などによる湿疹、かぶれ、かき傷、すり傷、また低栄養状態も挙げられます。

予防のためには、出口部の異常がないか、毎日観察するのはもちろんのこと、毎日指導された方法でカテーテルケアを行い、出口部に負担がかからないようにカテーテルを確実に固定すること、かぶれやかゆみを起こさないテープや消毒薬を使うことなどです。

一方、感染症以外の合併症の主なものには、「除水不全」、「被囊性腹膜硬化症（EPS）」が挙げられます。

腹膜透析の合併症③ 被囊性腹膜硬化症（EPS）

腹膜透析の最も重要な合併症として知られているのが、被囊性腹膜硬化症（EPS）です。腹膜劣化が原因で、変性して厚くなった腹膜が癒着して腸管を覆ってしまいます。

そのため、腸が動かなくなり腸閉塞状態となって食事が困難になります。

近年では発症頻度が減少し、重篤な症例も少なくなっています。当院では、約300例の腹膜透析を導入していますが、EPS患者さんは今までに0人です。以前の腹膜透析液は、酸性透析液でブドウ糖の濃度も高く、体に対する侵襲性が高かったのですが、最近では体に優しい生体適合性のよい透析液を使用するようになったからなのです。

現在使われている透析液のブドウ糖濃度は1・5%または2・5%ですが、当院ではEPS予防ということもあって、1・5%のみを使用しています。

さて、EPSを発症しやすい患者さんは、腹膜劣化を起こしている患者さんですから、自身の腹膜の状況を把握していることが重要です。

それには腹膜平衡試験（PET）という試験がありますから、定期的に行うようにします。また、EPSはPD腹膜炎を何回か発症した人に起こりやすいので、腹膜炎を発症させないことが大事です。

腹膜透析の合併症④ 感染症以外の、その他の合併症

・カテーテルの機能不全

透析液の注液や排液に時間がかかることや、十分量排液が出てこない排液不良が起こることがあります。

これはお腹の中のカテーテルの位置がずれたり、フィブリン（白い糸状の浮遊物）がつまったり、カテーテルがよじれたりするのが原因です。

ちなみに、フィブリンは血液の凝固に関わるタンパク質で、お腹の中のさまざまな細胞が刺激されることによってできます。

刺激の原因は、カテーテルが腹壁にあたることや、腹膜炎などによる炎症などが考えられます。また、カゼなど体調が悪いときにも見られることがあります。

・大網巻絡

お腹の中のカテーテルに大網が巻きついて、カテーテルの穴を塞ぎ、注液・排液が極端に悪くなります。診断は、腹部レントゲン検査を行い、カテーテルが骨盤内になければ、これを正しい位置に戻します。まずα（アルファ）整復術を行いますが、改善しなければ大網切除術という手術を行います。

• ヘルニア

1回に1・5～2Lの透析液をお腹に入れるため、腹圧がかかり、ときどきヘルニアを起こすことがあります。

• 横隔膜交通症（胸水貯留）

横隔膜の欠損部分や脆弱な部分から、あるいは横隔膜リンパ管から、お腹の中の透析液が胸腔内に移行することがあります。

• 好酸球性腹膜炎

白血球の好酸球という細胞の割合が多くなって起こりますが、多くは自然に治ります。

・感染性腹膜炎以外の排液混濁（乳び排液、血性排液など）

さまざまな原因で排液混濁を起こすことがあります。例えば、乳白色の乳び排液は、カルシウム拮抗薬の内服、脂肪過多の食事、急性膵炎や肝硬変、リンパ管の損傷などが原因。血性排液は、カテーテル挿入後の出血やカテーテルで腹腔内が傷ついてしまったとき、女性では性周期に伴って出現することがあります。

・腰痛

お腹の中に透析液を入れるため、背骨の湾曲が強くなり、腰痛の原因となります（お腹の中が空になると痛みが軽減することもあります）。また、慢性腎不全にみられる筋力低下なども発症に関与します。

・肥満

主に、透析液からのブドウ糖吸収によるものです。

以上が、腹膜透析に伴う主な合併症ですが、前にも申し上げましたように、これらは十分、予防することが可能です。

大事なことは、バッグ交換やカテーテルケアなどの手技を指示された通り正確に行い、日々の食事や飲水、内服を注意し、自分の体の状態（体重、血圧、尿量、体温など）や排液の状態、出口部の観察を行うことです。

そして、何か不安なことや、異常があった場合は、速やかに主治医や看護師に相談することです。

もちろん、それには医療者のスキルが関わってきますが、そのことを前提にするならば、合併症管理はそう難しいものではないということです。

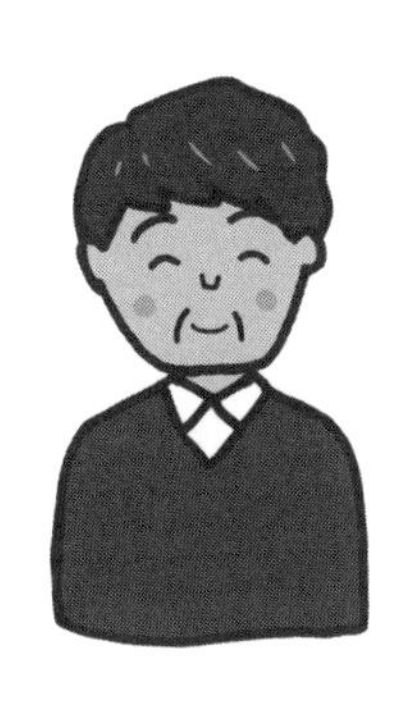

治療効果を高めるにはどうしたらいいの？

透析治療は、腎不全の進行の度合いや生活サイクルに合わせて、選択・変更することができます。これを包括的腎代替療法といいます。

前述のように、サイクラー（自動腹膜灌流透析装置）を使って夜間のみ透析を行うＮＩＰＤ（夜間間欠式腹膜透析）は、日中の自由時間が多く確保できるため、仕事に、レジャーに、アクティブな生活を送りたい方にはとても適しています。

しかし、時間の経過とともに残腎機能が低下することは予想されます。

その場合は、「ＣＣＰＤ（持続周期的腹膜透析）へ変更する」ということも考えられます。

実際、当院でも、CAPD（連続携行式腹膜透析）やNIPDを行っていた患者さんが、尿量や残腎機能の低下、データの悪化、尿毒症症状の発現が心配される場合は、このCCPDへの変更を検討します。

腹膜透析と血液透析の併用という選択

腹膜透析の除去効率を上げる方法として、CCPDのほかにPDとHD併用療法（ハイブリッド療法）もあります。

これは、一般的には腹膜透析を週5〜6回行って、血液透析を週1回行う方法です。

血液透析の併用回数は、週1回のパターンだけではなく、2週に1回や週に2回以上など人によって異なり、患者さんの腹膜の状態や生活リズムに合わせて提案されます。

ＰＤとＨＤの併用療法の利点は、

- 透析効率の増加
- 体液管理がしやすい
- 栄養状態の改善
- 生活の質（ＱＯＬ）の向上
- 腹膜透過性の改善（長期にわたり腹膜透析が続けられる＝治療継続率の上昇）
- ＥＳＡ製剤（腎性貧血の薬）の使用量を減らせる

などが挙げられますが、なかでももっとも注目すべき点は、腹膜透析の「治療継続率が上がる」ということです。

これまで腹膜透析は、腹膜が劣化し、透析効果が十分に得られなくなることから、5年くらいで血液透析へ移行する対策がとられてきましたが、ＰＤとＨＤの併用療法では、腹膜透析治療の継続率が明らかに上昇するのです。当院のデータでは、腹膜透析単独の5年治療継続率が55％であったのに対し、ＰＤとＨＤの併用では85％にまで上昇しています。

最近は、血液透析から腹膜透析へ変更できるケースが続出していますが、残念ながら医療機関によっては、腹膜透析の説明が十分になされておらず、他の選択肢を知らないまま、血液透析をずっと続けている患者さんもいらっしゃいます。しかし、そんな血液透析をしている患者さんも、ＰＤとＨＤの併用療法を行えば、血液透析を概ね週1回に減らすことができるケースもあります。

また、併用療法では、血液透析の日と何もしない日は、お腹に透析液を溜めないので、腹膜の休息にもなり、腹膜の機能保護にもつながります。

ＰＤとＨＤの併用療法の適応基準は、主に以下の3点が挙げられます。

①除水不全（尿量不足）
②溶質除去不全：血液検査などで尿毒症が疑われる
③生活スタイル：ＱＯＬ目的に導入となる方。少しでも透析をする時間を減らしたいなど

ただし、ＰＤとＨＤの併用療法では、血液透析のために通院する必要があるため、今まで腹膜透析のみの治療を行っていた方にとっては、通院頻度が増加することになりますし、血液透析のために内シャント手術をする必要があります。

血液透析から
腹膜透析に
切りかえて
みようかな
CLINIC

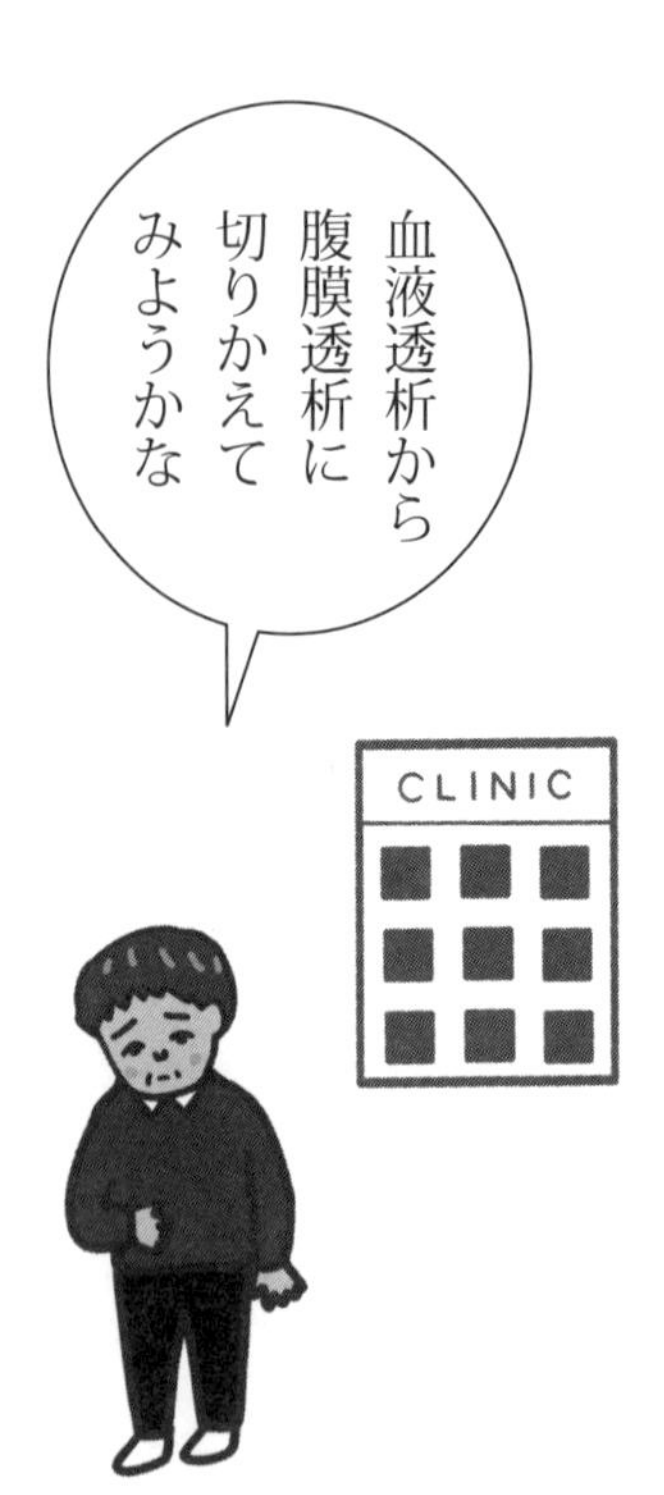

在宅血液透析ってどんな治療なの？

もう一つ、在宅血液透析（ＨＨＤ）という方法があります。

これは、医師の管理のもと、自宅に透析機器を設置して、患者さんご自身が血液透析を行う治療法で、透析の準備から穿刺、透析中の状態管理、終了・片付けに至る一切の作業を行うことになります。

在宅血液透析のメリットは、通院透析と違い、ご自身の生活スタイルに合わせてスケジュールの設定ができるので、仕事や家族・友人との大切な時間を持ちつつ、十分な透析を行えることです。また、通院透析は、原則として月14回までとなっていますが、在宅血液透析は連日や隔日の透析も可能です。

［生活スタイルに合わせた透析スケジュール］

・頻回透析

週5回以上の透析を行う方法

・長時間透析

週3回、1回6時間以上を基本に、週18時間以上の透析を行う方法

・オーバーナイト透析

夜間就寝中に7～8時間以上の透析を行う方法

・隔日透析

1日おきのサイクルで透析を行う方法

現在の腎代替療法では、まず腹膜透析を行う「PDファースト」、そこからPDとHDの併用療法へ、さらに血液透析へ移行するという流れができていますが、

今後は、腹膜透析と在宅血液透析の併用療法（ＰＤとＨＨＤの併用療法）の可能性も考えられます。現に、海外では、腹膜透析と在宅血液透析を兼用する機器も開発されつつあります。

ちなみに、日本では併用療法も腹膜透析に含めるとしており、腹膜透析の中止時期の決定は、腹膜劣化と透析量、体液コントロールが要因となり、併用療法では週３回血液透析になったときに中止を決定します。

「いずれ血液透析になるなら、腹膜透析をする意味はあまりないのでは？」

こうおっしゃる患者さんもいらっしゃいます。

しかし、繰り返しお話ししているように、腹膜透析は腎臓の機能を残しておくことができ、心臓への負担の少ない、体に優しい透析治療です。もちろん、どの治療法を選ぶかは、患者さんそれぞれの考え方や生活スタイルによるものですが、やはり私はＰＤファーストをお勧めしたいと思います。

ひと昔前と違い、侵襲性の低い中性の透析液登場により、ＥＰＳになるリスクが大幅に減ったこと、またＰＤとＨＤの併用により、腹膜透析の治療継続率は飛躍的に延びていること。こうしたことにより、腹膜透析を10年も20年も行うケースがどんどん増えてくる可能性があるのです。

患者さんに腹膜透析を選んだ理由をお聞きすると、

「退職するまでの数年間は自宅で治療をして、仕事を続けたいから」

「今まで通りの生活パターンを続けたいから」

「老親の介護をしなくてはならず、家にいつでもいられる腹膜透析にした」

「子供がまだ小さいから」

……とさまざまですが、みなさん選択に満足されていることが感じられます。

ただし、自分で行う治療ですから、「自分では何もしたくない」「他人任せが安心」といった方にはお勧めしません。

第2部 PART 1

腹膜透析をしながら充実した人生を送るには

「趣味や旅行を楽しみたい」

「孫と過ごす時間を減らしたくない」

「あと少しの定年まで仕事を続けたい」

「まだまだチャレンジしたいことがたくさんある」

腹膜透析を選択されるきっかけや理由はさまざまですが、
みなさん「腹膜透析にして本当によかった」とおっしゃいます。

そんな患者さんたちが、どんな経緯で腹膜透析を選ばれたのか、
また現在どんなPDライフを送られているのか――

患者さんの実際の声も交えてご紹介したいと思います。

腹膜透析事例集

01

積極的に生き、趣味も楽しむ日々

CAPD（連続携行式腹膜透析）＋HD（血液透析）

Fさん
81歳・女性

Fさんが、当院を訪れたのは、3年ほど前のことです。しかし、それよりずっと以前から、CKD（慢性腎臓病）は少しずつ進行していました。

5年ほど前、Fさんは都内の、ある総合病院の循環器科で高血圧の治療を受けていました。そのとき、検査で尿潜血が「＋2」と出ていたそうですが、担当医からは腎臓に関する注意や指示がまったくなく、血圧の治療のみに終始していたといいます。実は尿潜血＋2以上は要注意なのです。

高血圧のほうも、なかなか改善されないので、Fさんは別の病院を受診され、そこで治療を続けることになりました。検査を受けると、ｅＧＦＲなどＣＫＤに関するデータがすでに悪く、「いずれは透析になる」と医師から伝えられたとのことです。そして、３年前、体調が著しく悪化。検査をしたところ、ＣＫＤのステージがさらに進行。Ｆさんは同病院から私あての紹介状を携えて、当院を訪れたのでした。

診察後、透析が必要な時期であることや、透析には血液透析と腹膜透析があること、その違いなどについて詳しくご説明し、その上で腹膜透析をお勧めしました。まだ、尿も出ていましたし、十分可能だと判断したのです。

しかし、Ｆさんは気が進まないという顔でした。一緒にいらしたご長女さんが、「先生がおっしゃるようにしたら」と、一所懸命勧めるのですが、かたくなに拒否しているという印象でした。

「あのときは、私も家族も腎臓病についてまったく知識がなくて、そんなに恐い病気だなんて思ってもいませんでした。まして、腹膜透析なんて初めて聞く言葉でした。先生が、僕としては腹膜透析をお勧めしますとおっしゃったとき、正直、私、頭の中が真っ白で、その真っ白な頭で思いましたのが、そこまで悪いのだったら、もう治療をしなくてもいい、ということでした。それに管をお腹の中に入れると聞いて、79歳でしたから、この年齢になって、そんな治療はしたくないとも思いました。もう十分人生をまっとうしたから、いいわって……」

しばらく後に、当時のことを伺うと、Fさんはこんなふうにお話しされました。

それほど拒んでいたFさんですが、ご家族の説得もあって、PD導入を決心しました。ただ、はじめて2年くらいは、決して良好とはいえませんでした。

「腹膜透析をはじめて少したった頃、出口部感染を起こして、それで1年間ちょっと、あのときは苦労しました。そして2年目、そんなさなかに原因不明の恥骨骨折を起こしましたでしょう。動けないのと、体がまだひとつ腹膜透析に馴染んでいないこともあって、やはり辛い1年でした」

と、当時を振り返って、Ｆさんはこうおっしゃいます。

加えて、食事もそこまで気を使っていなかったといい、そのせいで血液検査では常に「低栄養」が認められる状態でした。そこで、腎臓病患者用のメニューがある宅配弁当を取り入れたのですが、口に合わないため、別の業者の宅配弁当にしたところ、少しは食べられるようになったそうです。

それでも残してしまうことが大半だったようで、栄養は足りていませんでした。しかし、２０１８年の12月にご次女さんが一緒に暮らすようになってから、生活のパターンが変わり、特に食生活の充実が見られるようになり、今は栄養不足の心配はありません。


現在、ＦさんはＣＡＰＤとＨＤの併用療法を行っています。ＨＤを併用するようになったのは２０１８年10月から。

透析不足になったため、透析液の量を増やしたのですが、ちょうどそのとき骨折していたこともあって、苦しいとおっしゃるので、就寝中に自動的に透析を行うAPDを提案しましたが、機械とのマッチングが良くなかったようで、やはり自分の慣れたやり方に戻りたいとの希望があり、CAPDへ再度切り替えました。

しかし、それでは透析が足りないので、週1回HDをすることになったのです。HD併用当初は、吐き気や足がつるなどの症状が現れ、辛そうでしたが、

「今はホント、なんでもなくなりました。この療法は、私の体に合っているみたい」

と、おっしゃっています。

併用療法になり、水分管理が良好となり、昨年の夏は1か月、那須へ避暑もかねて静養に行くこともできたそうで、

「避暑先の病院に透析をお願いした際も、そこの先生がCAPDとHDの併用に少し驚かれた様子で、これだけ元気なのはすごいことだと言われました」

と、ご次女さんが報告してくださいました。

Fさんの1日

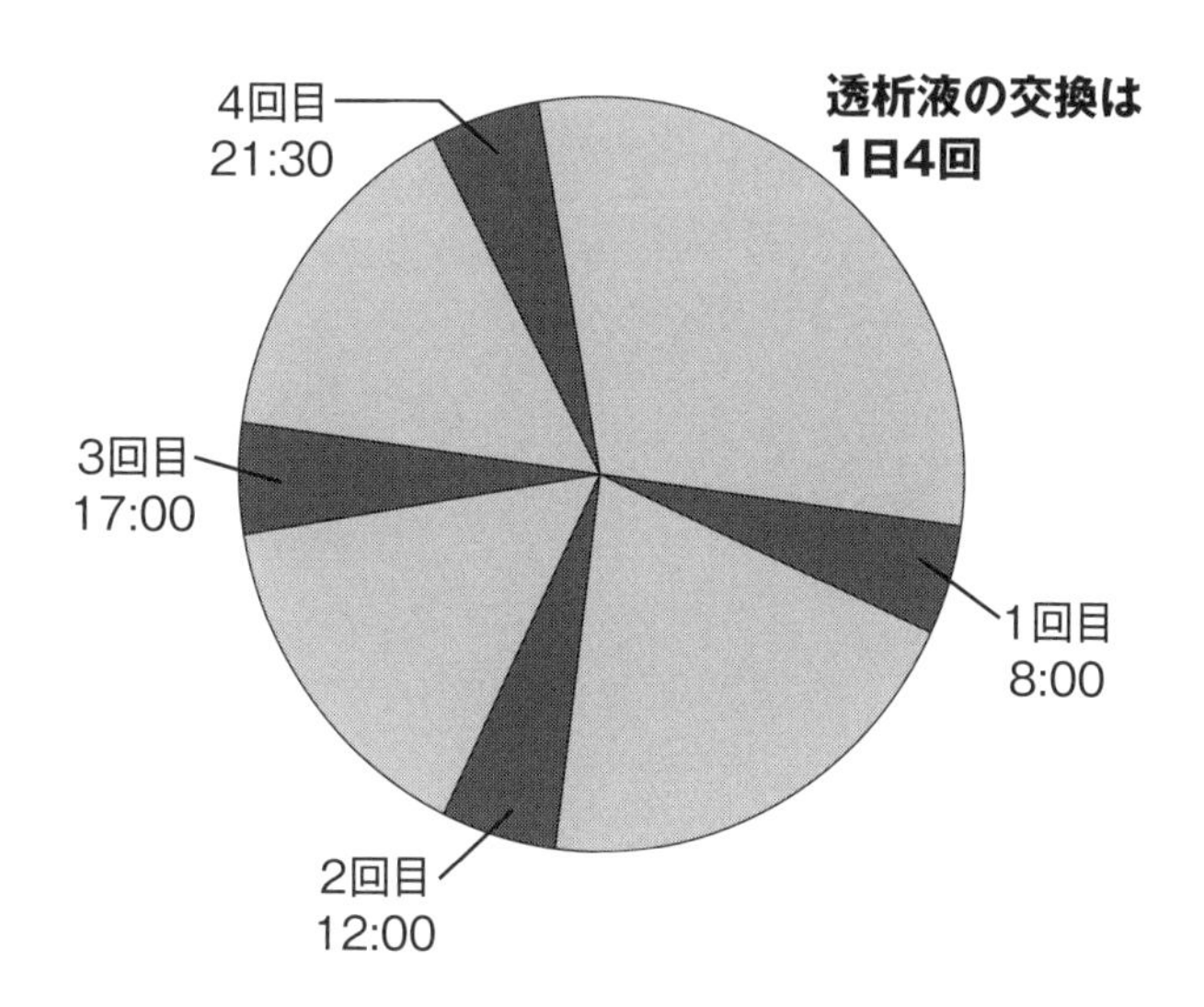

Fさんの一週間

月	火	水	木	金	土・日
HD、家事など	コーラスの日。終わったあとコーラス仲間とのお茶を楽しむことも	訪問看護師が自宅に来る日	リズム体操に出かける	お友達とお蕎麦屋さんやカフェでランチ	休日、家族と散歩や買い物に出かける

ここ1年余のFさんは、体力もそうですが、それ以上に気力が充実してきたように感じます。Fさんは、元気になってきたので、やはり動かなければいけないと思い、自分で1週間の行動メニューをつくって、生活しているそうです。どんなメニューなのか、伺ってみると、

「月曜日は血液透析を受けて、あとは家で家事など雑用をしています。火曜日はコーラス教室。いつも終わったあと、皆さんで1時間くらいお茶会をして、たわいもないおしゃべりをするんですけれど、私が透析の生活をしていると言うと、皆さん、『信じられない、こんなに元気に過ごされているのが』と、おっしゃるんですよ（笑）。水曜日は、訪問看護師さんが来てくださる日なので、家で過ごしています。よくいろいろ細かいことまで聞いてくださるので、安心してお任せしています。病院と密に連絡をとってくれるので、それも助かります。木曜日は、近くの公民館でやっているリズム体操に参加しています。若い方のよう

な激しい運動はできませんが、自分なりにできるところまでやっています。それから金曜日は近所のお友だちとランチの日。いただくのはカフェでコーヒーとサンドイッチだったり、お蕎麦だったり、もっぱら軽いものです。週末は、家族と近くのスーパーへお買い物に行ったり、散歩をしたり……」（Fさん）

CAPDのバッグ交換は、8時、12時、17時、21時30分の1日4回。この合間に、自由な時間を大いに楽しんでいるそうです。

Fさんは、こうもおっしゃいます。

「3年前の私は、生きることに消極的でしたが、今は『いけるじゃない!!』と思っています。ここまできたら、もうボケたときはごめんなさいね、ですけど、それまでは頑張って生きてみようかな、と思っています」

そして、「今がとてもしあわせ!!」と。

そんなFさんの笑顔を見るのは、主治医としても嬉しい限りです。

腹膜透析事例集

02

療法選択ができる病院と出会って気持ちが楽になりました

APD（自動腹膜透析）＋HD（血液透析）

Kさん
59歳・男性

Kさんは、7年前、末期腎不全と診断され、血液透析の生活を送るようになりました。最初に受診した病院では何の説明もなく、HDを行うのが当たり前の流れだったといいます。今でこそ、腎代替療法には何種類かあることをきちんと説明する医療機関が増えていますが、その頃は、日本の透析医療全体がそういう傾向でしたから、Kさんのような患者さんはたくさんいらっしゃると思います。

当院を受診されたのは、Kさんがたまたま腰痛で、当院の整形外科に通っていたこと、院長と面識があったことがきっかけでした。Kさんは、ご自身が血液透析をしていることを院長に話しました。すると、院長から、「ＰＤという方法もある。たぶんＨＤよりらくだと思うし、あなたは年齢的にもまだ若いから、ＰＤのほうがいいのではないか」と勧められたそうです。

「それで、前の病院で聞いてみたら、先生たちも看護師さんたちも、誰も腹膜透析について知っている人がいなかったんです。『僕は専門家じゃないからわからない』、そう言われたときには、え、嘘だろう、同じ腎臓病のことじゃないか、と思いましたね。医者はなんでも知っていて当たり前だと思っていましたから、失望したというか。で、じゃあ、ここ（江戸川病院）の院長先生が言っていた腹膜透析をやってみよう、とね」

Ｋさんが、当透析センターに来られたのは1年ほど前。このときすでに、Ｋさんの中では腹膜透析に切り替えることが決まっていました。ただ、ＨＤを長くやって尿が出なくなると、自分の腎臓をつかうＰＤは不利です。Ｋさんの場合、６年くらいＨＤをやっていましたから、看護師も最初にそのことを説明しました。しかし、Ｋさんは、「自分で決めたから、やってみたい。やってダメだったとしても、それはそれだ」とおっしゃって、決心を変えませんでした。

そして、Ｋさんの腎臓の状態から判断して、初めからＰＤとＨＤの併用療法を選択。


ところが、ここでちょっとした行き違いがありました。Ｋさんは、寝ている間に透析ができるということを聞いて、ＰＤに踏み切ったのですが、導入入院中にスタッフがＣＡＰＤの説明をしたところ、「1日4回もバッグ交換するなんて聞いていない」と。導入入院では、最初にＣＡＰＤの手技を覚えていただきますので、どうやらそこに齟齬があったようです。Ｋさんにはよく説明して、ＣＡＰＤの手技をマスターした後、希望のＡＰＤ手技をマスターしていただきました。

ＨＤ中は管理不良で、水が溜まってしまったことも何度かあったそうですが、

PDになり、透析液による腹満感からの食事摂取量の軽減、水分量の軽減がなされ、また、毎日透析をすることで、水分過剰になることがなくなり、そうした溢水の症状がなくなりました。

HDの頃から、食事は好きな物を食べ、水も好きなだけ飲んでいたというKさんですが、「PDに変わったら、うまくいっている」と、ご本人も感じているようです。また、

「最初の頃は、よく寝返りをうつせいか、チューブが捻れてしまったり、折れ曲がったりして、機械がピーピー、ピーピー（トラブルを知らせる信号音）、よく鳴りましたけど、今はそんなことはなくなりました。慣れちゃうと、こっち（PD）のほうが、やっぱり楽ですね」

とも。

ご本人は、「優等生な患者ではない」とおっしゃっていますが、「自分で決めたことはやる人、自己管理能力がある人」と看護師の間では評価されています。以

前は、お酒も飲んでいたそうですが、「ＡＰＤは夜遊びができないので、ちょうどいい」といいます。

つい先日、鼠径ヘルニアの手術のために一時的にＨＤに切り替えたのですが、そのときは2日間透析をしない状況に、呼吸苦などの症状が出現しました。しかし、再度ＰＤ＋ＨＤへ戻ったあとは、そうした症状もなく、生活できています。

昨年の夏は、機械と透析液など透析交換に必要な物を車に積んで、仲間と海にも行かれたそうで、

「でも、チューブが出ているから、やっぱりちょっと、かっこ悪いような気がして、海の中には入りませんでした」

そして、それでも、「ＰＤにしてよかった」と。

「こういう方法があるって、ここで教えてもらって。それがなかったらＰＤをやってないだろうし」

Kさんの1日

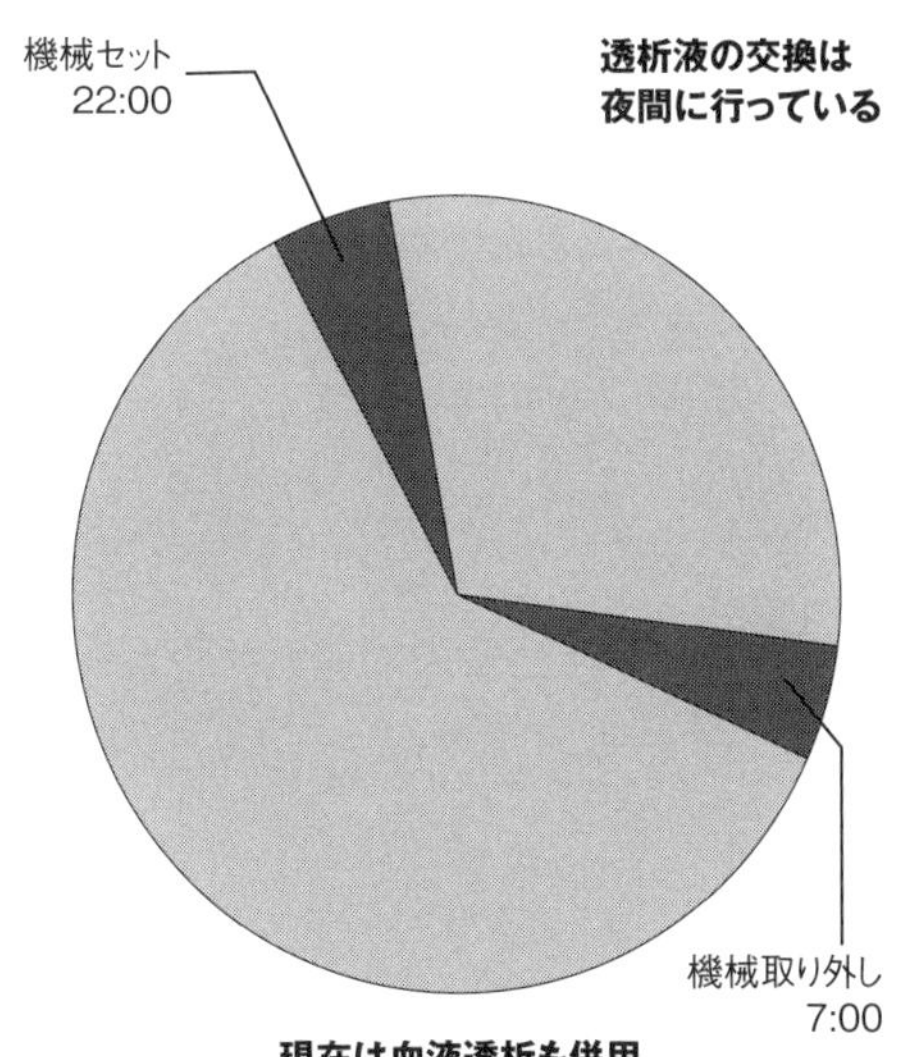

現在は血液透析も併用
血液透析のない日は仕事をすることも

そうKさんは、おっしゃってくださいます。

私もお勧めして、本当によかったと思っています。

さて、ここまで私の患者さんの事例ですが、次のページからは私と志を同じくし腹膜透析による患者さんのQOL向上に取り組み、多くの実績を持つ加治木温泉病院、松本秀一郎先生の患者さんの例をお伝えしましょう。

腹膜透析事例集

03

終末期の腹膜透析　体は借り物

CAPD（連続携行式腹膜透析）

Sさん
86歳・女性

仕事で家を空けることが多い息子さんと、海辺の小さな町で暮らされていた86歳女性の腹膜透析患者のSさん。全くトラブルなく導入から3年目で安定腹膜透析を継続されており、口数は少ないけれどいつも穏やかな笑顔が印象的な方でした。熱心に信仰されている宗教があり、年に一度の大祭に、息子さんの車に腹膜透析一式を積み込んで遠方までドライブして参加されるのをとても楽しみにされていました。

あるとき、心窩部の違和感がつづくため、胃カメラを行ったところ、進行胃癌が見つかってしまいました。重症大動脈弁狭窄による手術リスクを検討し非手術緩和ケアの方針となりました。家族の希望が強く、本人への癌告知は行いませんでしたが、ある程度はご存知のようでした。予測される経過や突然死の可能性について、ご家族・在宅医・訪問看護師と共有し、在宅で看てゆく方針となりました。

なぜかは忘れましたが、たまたま外来で、主治医より死後の世界の話題が出ました。告知もしていないのに、きわどい話題だな、と思っていると、いつものようにニコニコしながらSさんが話し始めました。

「私たちの体は、神様からの借り物なのです。死とは古くなった体をお返しし、魂の死ではなく再び新しい体をお借りして、この世に生まれかわる、出直しと言うのですよ」

と、信仰されている宗教の死生観についてお話しされました。

これまで宗教というと、弱っている患者さんをターゲットにした悪徳宗教のイメージが強く、いいイメージを持っていませんでしたが、このお話を聞いて、少し見方が変わりました。そして、Sさんが死に対して恐れを抱いていないことがわかって、こちらも気が楽になったのでした。

お亡くなりになる直前まで外来通院され、軽い食欲低下はありましたが、癌性疼痛もなく、穏やかな在宅生活を送られていました。胃癌の診断から約1年半、ご自宅でご家族の見守る中、穏やかに永眠されました。

腹膜透析は、終末期でも透析中断（安楽死）の判断が不要で、消化器癌などでも血液透析に比べ出血リスクが少なく、身体的負担も少ないため、この患者さんのように穏やかな終末期を在宅で過ごすことが可能です。

腹膜透析事例集

04

絶望感が腹膜透析で救われた

APD（自動腹膜透析）

Iさん
74歳・女性

Iさんは一人暮らしをされていました。自己免疫系の病気による腎不全で、数年前から微熱などの症状がありましたが、しばらく経過観察を行っていました。しかし、2018年に症状が悪化し、透析が必要になりました。

そこで、腎代替療法の説明をいたしましたところ、Iさんは腹膜透析を選択。同年10月よりAPD（自動腹膜透析）を導入しました。現在、週2回の訪問看護と月1回の通院中。毎日の機械の操作は自身で行っています。

「最初に透析しなければならないと言われた時は、もう私の人生は終わったと思い、本当に打ちひしがれました」と語り始めたIさん。その時は「1回の通院で何時間も拘束され、週3回病院に通わなくてはいけない」ということしか思い浮かばなかったそう。しかし腹膜透析の説明を聞き、目の前が明るくなったと言います。

「周囲には良かれと思って、血液透析をしている別の医療機関を勧めてくれる知人もいて、最初は私も迷いました。でも、この治療に賭けようと決断しました」（Iさん）

決め手になったのは、なんといっても昼間の時間を自由に過ごせるということだったといいます。今では日中は趣味のキルト作りをしたり、友人と食事をしたり、ほとんど毎日のように外出を楽しんでいるそうです。

「そうと言わなければ、友だちも透析治療中ということに気づかない」くらい普通と変わらない生活を送っていて、他の医師も「透析前よりかえって元気になった」と言っているほどです。

一人暮らしのため、機械操作はすべて自分で行わなければなりませんが、不安を感じたことはないとのこと。もともと機械に抵抗はなく、むしろオーディオ機器の配線なども得意なのだそう。だから、

「操作は本当に簡単です」

とIさん。操作マニュアルを読むのも好きで、

「入院中に熟読しました」

もちろん、これまで大きなトラブルは一度も起きていません。

Iさんはデジタル機器の扱いにも慣れていて、スマホを手放せないといい、何かわからないことがあると、すぐに手元で検索するのが習慣になっています。また、自身の病気にしっかり向き合い、病気のことや処方された薬についてインター

ネットでよく調べています。ＳＮＳ医療連携ツールであるメディカルケアステーション（ＭＣＳ）も利用しており、なにか気になるときはメッセージを投稿しているそうで、

「いつでも気兼ねなく質問できるし、すぐに適切な対応をしてもらえるので本当に便利です」

と微笑むＩさん。

そして、腹膜透析を選択して本当に良かったと、いまも明るく前向きに毎日を過ごしています。

腹膜透析事例集

05

寝たきりに近い状態から回復、趣味のハンドメイドを楽しむ毎日

CAPD(連続携行式腹膜透析)

Aさん
83歳・男性

Aさんは娘さんと同居されています。2018年4月、自宅で倒れて救急搬送入院。腎不全、十二指腸潰瘍穿孔、汎発性腹膜炎等と診断されました。透析導入となり、同年5月に近くの病院で内シャントを造設されましたが状態が悪く、親族の主治医でもあった松本先生にセカンドオピニオンを希望し受診されました。当時、本人は尿毒症のため歩行もままならず、意識も朦朧として、治療方針を判断できる状態ではなかったため、娘さんの判断で腹膜透析に変更をしました。

内シャント術後の状態が悪く心配になった娘さんは、初回の血液透析が予定されていた直前、藁にもすがる思いで当院を訪れたようです。

娘さんの背中を押したのは、待合室でたまたま居合わせた3人の腹膜透析経験者の言葉でした。

「みなさん『経験上、絶対に腹膜透析がいい』とおっしゃったのを聞いて、心を決めました。

腹腔内の癒着の程度が腹膜透析可能かどうかの決め手になると聞いていたのですが、手術はなんの問題もなくあっという間に終わって、案ずるより産むが易しとはこのことかと思い、ホッとしました」（娘さん）

カテーテル留置手術と腹膜透析導入の入院中、透析機械の操作手順などについて看護師から説明を受けましたが、

「それでも実際に始めるまでは不安でいっぱいでした。でも、近くにいらした看

護師さんが『手順が画面に表示されるから、その通りにやれば大丈夫』と言ってくれて」（娘さん）

ここでもまた待合室でのコミュニケーションに救われたといいます。また、「疑問や心配事を松本先生に質問すると、必ずしっかり答えてくれて、その繰返しで、日ごとに信頼感が増していきました」とも。

腹膜透析導入後、Aさんはみるみる回復し、退院へ。現在は毎日の訪問看護と、月1回の通院で治療を続けています。すでに在宅での腹膜透析治療がスタートして1年になりますが、特に大きなトラブルもなく順調で、血液透析治療で起こりがちな疲労感は全くない状態です。

当院を初めて訪れたときは、歩くこともできなかったAさんですが、今は杖なしで自力歩行ができるまでに回復しています。

「買い物もできるようになり、家では趣味の籠づくりを楽しんでいます。毎日、父が『ありがとう』と言ってくれるのが救い」

と、娘さん。

また、腹膜透析は、病気になる前と大きく変わらない生活を送れるほか、カリウム制限がないなど食事制限が少ないことも大きなメリット。

「以前はとにかく食事制限が厳しくて料理が大変でした。制限食のお弁当もあまり食べてくれないし。腹膜透析を始めてからはなんでも食べられるようになり、父も私もストレスがなくなりました。今では、大好きな焼酎も飲めるようになりました」（娘さん）。

最近の体調を本人に尋ねると、

「まあ、いい。どうもない」

そう笑顔で応えてくれました。

腹膜透析事例集

06

96歳にしてますます頭脳明晰

CAPD（連続携行式腹膜透析）→APD（自動腹膜透析）

Tさん
96歳・男性

Tさんは、娘さんと一緒にお住まいで、同じ建物の別フロアには、息子さん夫婦が住まわれています。

90歳を過ぎるまで病気らしい病気もなく、シベリア抑留を生き延びた強靭な体力と精神力の持ち主でしたが、2015年頃から腎機能低下が見られ、2016年4月、93歳で末期腎不全、うっ血性心不全の診断で入院されました。

高齢のため腹膜透析をお勧めし、本人も治療法についてしっかりと説明をうけ、理解した上で腹膜透析を行うことに決めました。

「実は、以前に別の内科医からも腹膜透析を勧められていたのです。その際、ネットでも調べ、腹膜透析が体への負担が少ないこともわかっていましたし、血液透析治療をしている友人を見て、大変そうだとも思っていたので、腹膜透析を選択したのです。家族も迷うことなく、賛成してくれました。現在、週2回の訪問看護と月1回の通院で、治療を続けています」（Tさん）

当初は手動によるCAPD（連続携行式腹膜透析）だったため、家族が昼間に数回の透析液を交換する必要がありましたが、ちょうど息子さんが定年退職したばかりで、昼間も自宅にいられたこともあり、兄妹2人で難なく続けることができました。そして、2018年8月からはAPD（自動腹膜透析）に変更。

APD装置を導入してからは、毎夕、機械をセッティングし、Tさんが就寝中の22時から朝6時までに透析が行われています。たまに機械のマイナートラブルはありますが、たいていはメーカーサポートへの電話1本で解決するといいます。

週に2回訪れる訪問看護師は、14年前に他界したTさんの妻の看護も担当していた気心の知れた看護師で、いつでも相談できる安心感が安定した在宅療養を可能にしているといえます。

在宅と病院をつなぐのは医療介護専用SNS、メディカルケアステーション(MCS)です。これはタイムラインでリアルタイムに情報共有が可能で、コネクテッドケアを推進する上で欠かせないものです。

Tさんは、昔から勉強好きだったといい、96歳になった今でも、新しいことを吸収しようとする意欲に溢れ、毎日、歴史の勉強や数独（パズル）を楽しむなど、元気に日々を過ごしています。外出時は安全のため車椅子ですが、室内では両杖での歩行も可能です。

腹膜透析にしたおかげで、本当に普通の生活を送ることができていると、ご家族は口を揃えます。身の回りのことは、少し手助けをすればほとんど自力ででき、歯の状態も良く、食欲も旺盛。夜間の自動透析にしてからは、昼間の時間が自由になったため、家族でランチに出かけることもあるそうです。

透析患者の高齢化が進む中、認知症対策はますます重要になることは明白ですが、高齢者に血液透析を導入することでＡＤＬ低下が進行することが指摘されています。また、血液透析患者において透析中の脳虚血が認知症を進行させることがわかっており、腹膜透析の優位性が指摘されています。

こうしたことを鑑みると、Ｔさんの「元気」は、やはり腹膜透析を選択したことが奏功したのだと考えられます。

コラム

ベストな療法選択は、確実に患者さんのQOLが高まると実感

江戸川病院 看護部・主任　梶山友紀子

ＣＫＤステージ５になると、療法選択外来で透析導入についてのお話をさせていただきます。

透析患者さんのうちＰＤを行っている方は、全国平均では３％ですが、当院ではその10倍の30％にも及んでいます。このことは、療法選択外来で説明がきちんとなされている結果ではないかと思っています。

説明している内容は、

・腎臓について
・腎移植について
・ＨＤについて

・ＰＤについて
・計画的導入について

の５つですが、その中でも特にＰＤを中心にお話をしています。

その際、ＰＤがどのようなしくみで老廃物や水分を除去するのかということや、治療の特徴を理解していただくのはもちろんのことですが、今その患者さんがどのような生活を送られているのか、また、これからの生活をどう考えられているのか、何かやりたいこと――目標があるのかなど、ご自身の生活をイメージしていただくことが大事だと考えています。

例えば、なかにはＨＤの夜間透析をイメージして来られる方もいらっしゃいますが、夜の６時や７時からの透析開始となると、お仕事をしている場合、それに合わせて職場を出なければなりません。しかし、ＡＰＤを選択すれば、開始が夜の10時でも11時でもいいわけです。ですから、今まで通り通勤しても大丈夫だと説明すると、「それならＰＤを」という方は少なくありません。

また、介助者が仕事をしている平日はＡＰＤにして、土・日はＣＡＰＤにするというケースなど、介助者のライフスタイルに合わせたメニューを組むこともできるというようなことも、提案します。特に、高齢者の中には、家族に迷惑をかけたくないという思いが強い方がいらっしゃいますが、ご家族も交えて丁寧にお話しすると、安心していただけます。

ほかにも「感染症が恐い」、「ペットがいる」、「家が狭くて物が置けない」……、患者さんとお話ししていると、さまざまな心配ごとや困りごとが出てきます。

そうした患者さんの言葉に耳を傾け、例えば不安なことが「本当に不安」なことなのか、あるいは何か誤解をしていないかなど、１つずつ問題を解決していくことが大切だと感じています。

また、ＰＤは、患者さん自身が自宅で行う治療ですから、「自分にできるのだろうか？」と不安がる方が多いので、実際にＰＤの機械に触れていただいていきます。そうすると、患者さんはＰＤの具体的なイメージがわき、ＨＤとの比較もしやすいようです。

訪問看護師のバックアップがしっかりしていることも、患者さんにとっては安心の材料だと思います。

当院では、65歳以上の患者さんの場合は、すべて訪問看護師に入ってもらい、65歳未満では、必要だと判断した患者さんや、ご本人が希望した場合にのみ入るという形をとっています。

訪問看護が入っていると、患者さんの状況を日々知ることができ、私たちもその情報をもとに、次の外来のときお話ができるという利点があります。

さらに、今はクラウド上にあるバクスター社の「腹膜透析用治療計画プログラム」（シェアソース）で、在宅治療を行う患者さんの毎日の治療データにアクセスすることができ、患者さんがきちんと治療できているかを確認することもできます。以前は、ＰＤ治療は、患者さんにしてみれば放って置かれているような気がして、不安感が強かったようですが、現在は訪問看護師の介入や、腹膜透析用治療計画プログラムの利用で、ＰＤ患者さんの環境はまったく違います。

このシェアソースは災害時など「もしも」の時にも備えているのです。例えば新型コロナウイルスの感染が病院内で発生すると、その施設（透析センター）も閉鎖してしまいます。ですが、情報をシェアすることで自宅やＰＤを行っている別の医療機関で治療をしているか確認することができます。

また、ＰＤ患者さんは、治療の状況を自分でノートに記録することが基本なのですが、なかにはご高齢で、文字が書けない、読めないという方もいらっしゃいます。でも、この腹膜透析用治療計画プログラムを選んでいただくことで、管理が容易になるというメリットがあります。何かトラブルがあったときは、その原因もダイレクトにわかりますから、患者さんに来院してもらう、もらわないも、瞬時に判断することができます。

患者さんの中には、ＰＤを選んだら一生ＰＤでなければいけない、ＨＤを選んだら一生ＨＤをつづけなければいけない、と思い込んでいる方がいらっしゃいます。でも、ＰＤとＨＤは常に隣り合わせにあって、そのときの体の状態や生活のスタイルで選べるということを説明すると、「じゃあ、やってみようかな」とＰＤを選択する方もいらっしゃいます。事例のＫさん（１３２ページ）のように、それですっかりＰＤが気に入ってしまったというケースも多くあります。

当院では、私たち透析室の看護師は、ＰＤを選択した患者さんの場合、療法選択外来から、カテーテル挿入のための入院、ＰＤ導入入院、そしてその後の外来も、ずっと看続けることになります。本当に長いお付き合いです。

これからも「ＰＤをやってよかった」という患者さんの笑顔をたくさん見られたらいいな、と思っています。

第2部 PART 2

PD 早わかり Q&A

在宅でできる腹膜透析。
血液透析より通院も少なく、
今のライフスタイルを保てそうだと理解しても、
生活面での注意点など気になることや、
不安はまだあるでしょう。
人生を楽しみながら治療を続けるコツについて
みなさんの質問にお答えします。

Question 1

腹膜透析で、お腹に入れるチューブとはどのようなものですか？

A

腹膜透析を始めるときには、透析液を出し入れするカテーテルと呼ばれるチューブをお腹に挿入する手術が必要となります。

カテーテルは柔らかいシリコン製で、お腹から出る部分（出口部）の位置は体格などに合わせ、ベルト位置からずらすなどして日常生活のじゃまにならないように決めます。

手術自体は、30分くらいの簡単なものです。

1度挿入したカテーテルは、感染などの合併症が起こらない限り、半永久的に使用します。

Question 2

お腹のチューブ（接続チューブ）は定期的に交換しないといけないのですか？

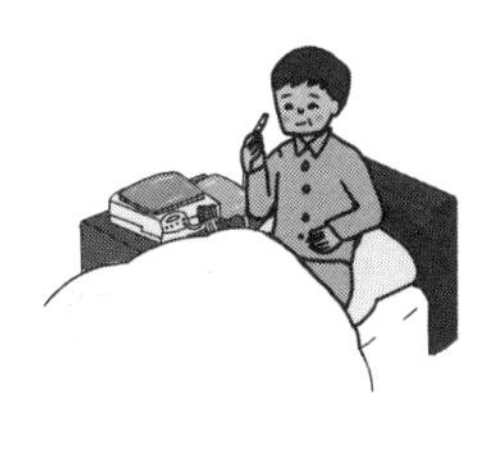

A

接続チューブの交換は、基本的に各メーカーによって決められた基準で行っていきます。交換の期間は6か月ごとで、病院への外来の際に行います。

トラブルがあった場合には、そのつど対応します。チューブの先端を汚してしまった、など緊急時の対処法を365日24時間対応してくれるコールセンターもあるので、困った際には病院に行く前に相談ができます。

Question 3

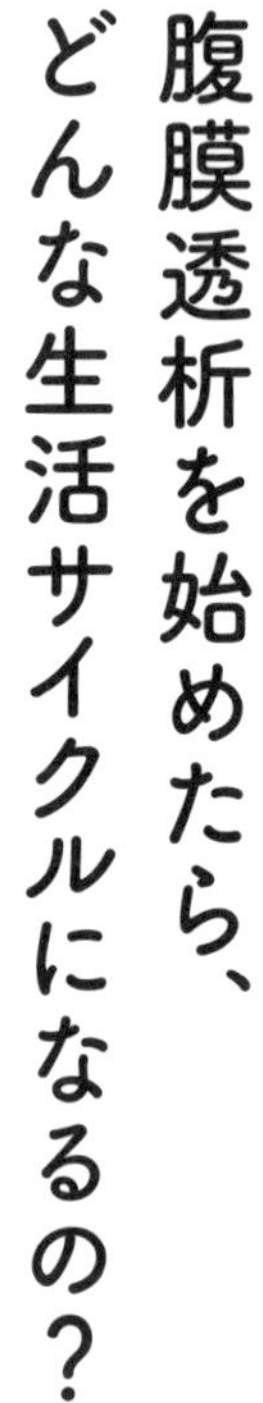

腹膜透析を始めたら、どんな生活サイクルになるの？

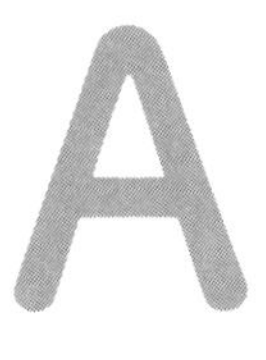

連続携行式腹膜透析（CAPD）の場合は、1日数回、透析液の交換（バッグ交換）を行います。

1回の交換にかかる時間は30分ほどで、朝、昼、夕方、就寝前など、患者さんやご家族（介助者）が行います。できるだけ今までの生活サイクルに合わせるように、主治医と相談しましょう。もう一つ、自動腹膜透析（APD）という方法もあり、こちらは機械を用いて自動的に透析を行います。夜間に使用する場合は、夜寝る前に機械をセットし、朝起きたら、機械を取り外します。

Question 4

カテーテルを入れるのが不安。痛みはあるの？

A

治療中の痛みや
不快感は
ほとんどありません

通常、治療を開始し安定したら、注排液に伴う痛みはありません。

ただ、腹膜透析を始めたばかりの頃は、少しお腹が重たいように感じたり、肛門近くなどに違和感を覚えたりする方もいらっしゃいます。

でもご安心ください。このような症状は1か月以内にほとんど消失します。

Question 5

80歳を超える親が透析を始めます。高齢者でも腹膜透析はできるの？

A

遠隔から治療結果やきちんと透析ができているかチェックできるホームＰＤシステムもあります

腹膜透析は、体からゆっくりと毒素や水分を取り除く透析方法なので、心臓への負担や血圧の変動が少なく、むしろ高齢者に向いているといえます。また、血液透析よりも通院の回数が少ないため付き添いなど、ご家族の負担は軽いと言えるでしょう。

本人では操作ができない場合や1人では不安な場合は、ご家族や訪問看護師のサポートが必要となります。

Question 6

バッグ交換の手順を覚えられるか心配なのですが……。

自分のことなので自然に慣れてきました

A

操作自体は難しくありません。カテーテルを挿入する手術の後、2週間程度入院して操作方法の練習を行いますから、みなさん、そこで手順を覚えます。

繰り返し練習することで、ほとんどの方がマスターできます。大切なのは感染症を起こさないよう清潔な環境を保ち、操作する手などが不潔でないかなどを心がけることです

Question 7

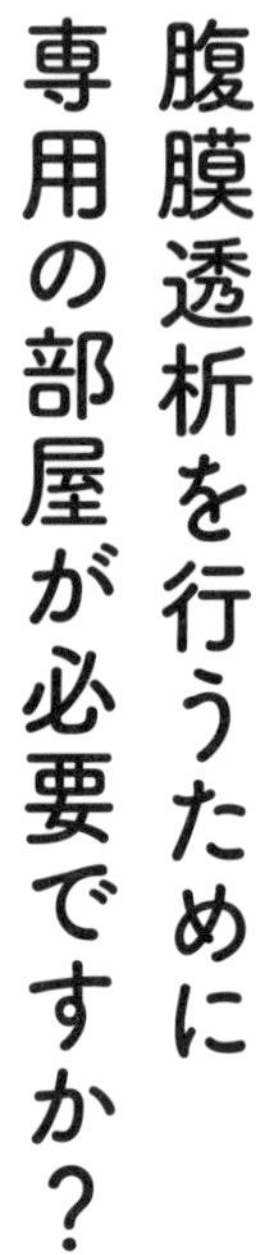

腹膜透析を行うために専用の部屋が必要ですか？

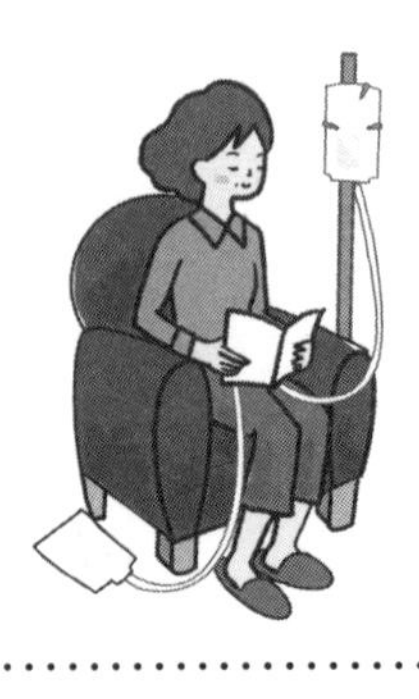

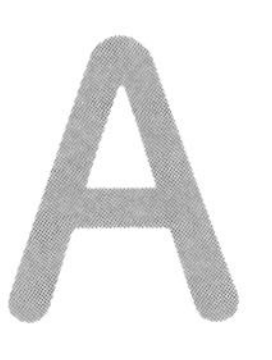

特に専用の部屋は必要ありません。ただし、次のような清潔な環境でのバッグ交換は最重要です。

- 掃除の行き届いた場所
- ペットや子供が入らない場所
- 明るい部屋
- 戸や窓は閉める
- テーブルの上は清潔に
- 風が直接当たるような冷暖房器具は止める

清潔な環境のポイント

× 悪い環境

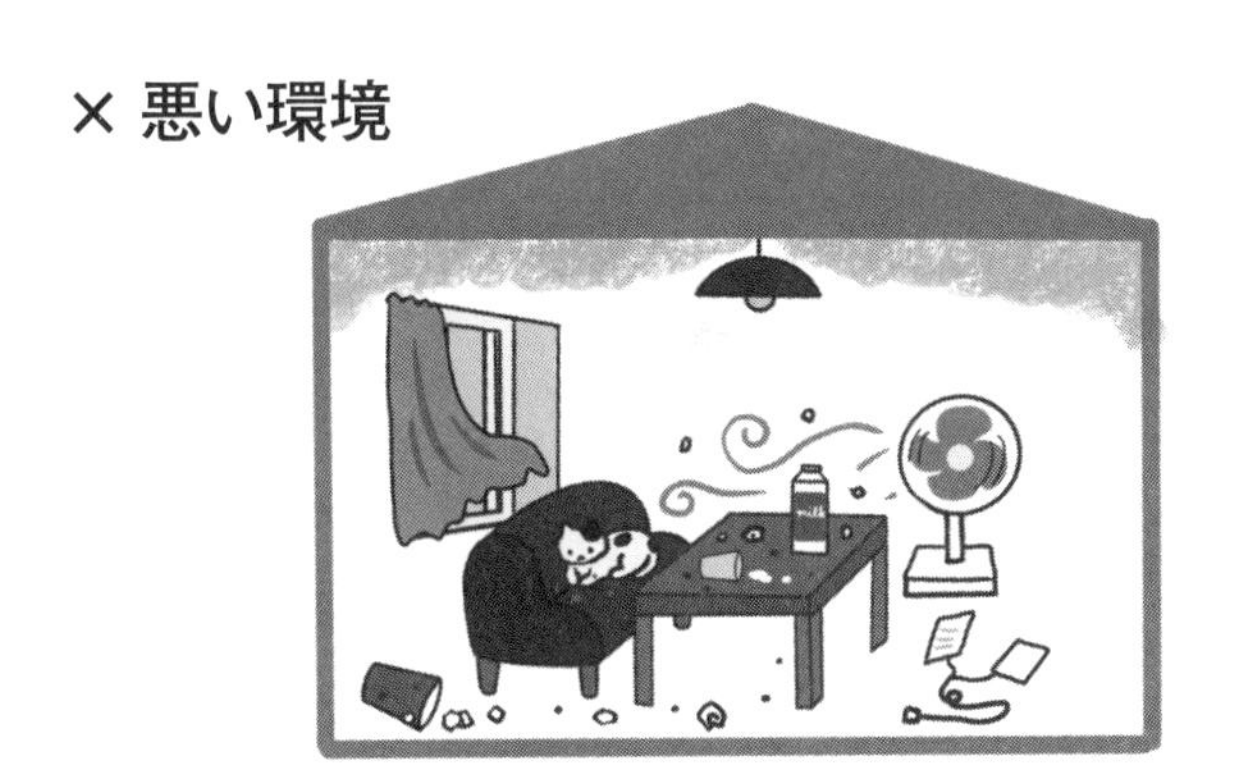

◎ 良い環境

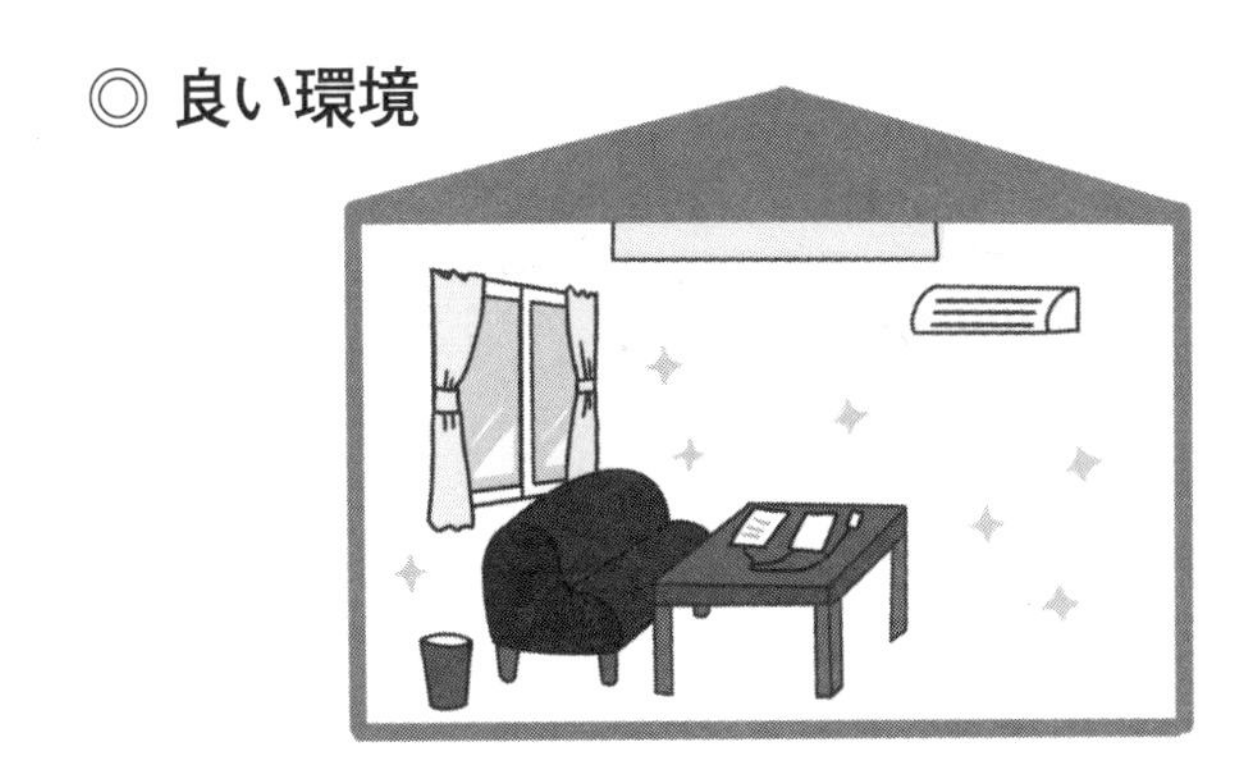

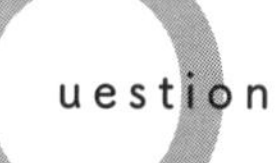

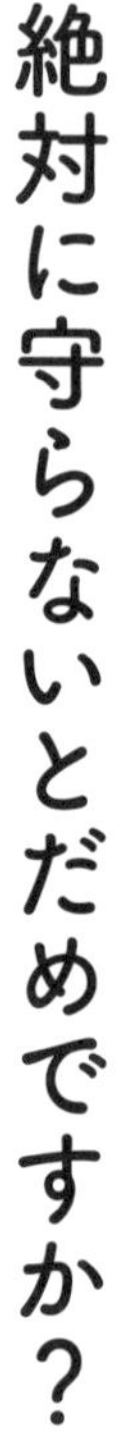

透析液の交換時間は絶対に守らないとだめですか？

A

訪問看護師さんが
透析バッグの交換を
手伝ってくれる
サービスも
あります

毎日決まった時間に交換するのが基本ですが、多少ずれてしまうぐらいは問題ありません。急な来客や寝過ごしてしまうなど、日常生活を送る中で多少ずれてしまうこともあると思います。

どの程度であれば交換時間がずれても大丈夫なのかを、主治医にあらかじめ確認しておくと安心でしょう。

Question 9

食事制限はありますか？

A

腹膜透析は、血液透析に比べると食事制限は緩やかですが残腎機能を守り、体調を良好に保つためには、それぞれの患者さんに応じた食事療法を行う必要があります。

腹膜透析液には糖分（ブドウ糖）が含まれていますから、摂取カロリーを控えめにするのがポイントです。

また、腹膜透析ではカリウムが透析液へ持続的に排出されるため、通常は野菜や果物、生(なま)ものなどの制限はありません。腹膜透析は自分の腎臓を使って尿が長い間出るため、水分制限も血液透析と比べ穏やかです。

Question 10

旅行はできますか？

A

連続携行式腹膜透析（CAPD）の場合、旅行先に腹膜透析液と必要な器材を持っていく、あるいは予め送っておくことで、旅行中でも治療を続けることができます。

旅行先へ透析液メーカーの配送サービス（有料）を利用している方もいらっしゃいます。配送サービスは、海外も特殊な地域を除けば可能です。

自動腹膜透析（APD）を行っている方は、旅行中だけCAPDに切り替えることもできます。

温泉は、入浴用カバーを使用すればOKです。

Question 11

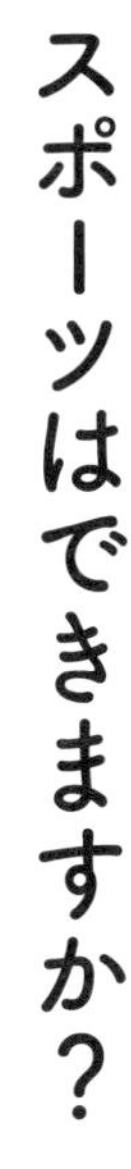

スポーツはできますか？

まずは無理のない範囲から

A

可能です。適度な運動は腹膜透析患者さんにとってても大切です。まずは負担のかからない軽いウオーキングなどの運動から始めましょう。

運動時には腹部への過度な圧迫を避け、カテーテルが引っ張られないように注意しましょう。

また、運動後はカテーテルの出口部をシャワーで洗うなどして、清潔を保ちましょう。

Question 12

セックスはできますか？ また、妊娠や出産は可能ですか？

A

セックスも可能です。お腹に透析液が入っているので、腹部を圧迫しないように注意しましょう。

また近年では、透析治療の進歩とエリスロポエチンという製剤での貧血改善により、透析患者さんの分娩報告は増加しています。

しかし、依然として母体、胎児にとってハイリスクな妊娠であることは否めません。

腹膜透析患者さんが妊娠した場合には、早期に血液透析に変更し、透析量を増やすことが必要です。

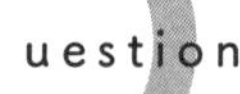

透析液はどこで購入するのですか？もし災害が起きたらどうすればいいのでしょう？

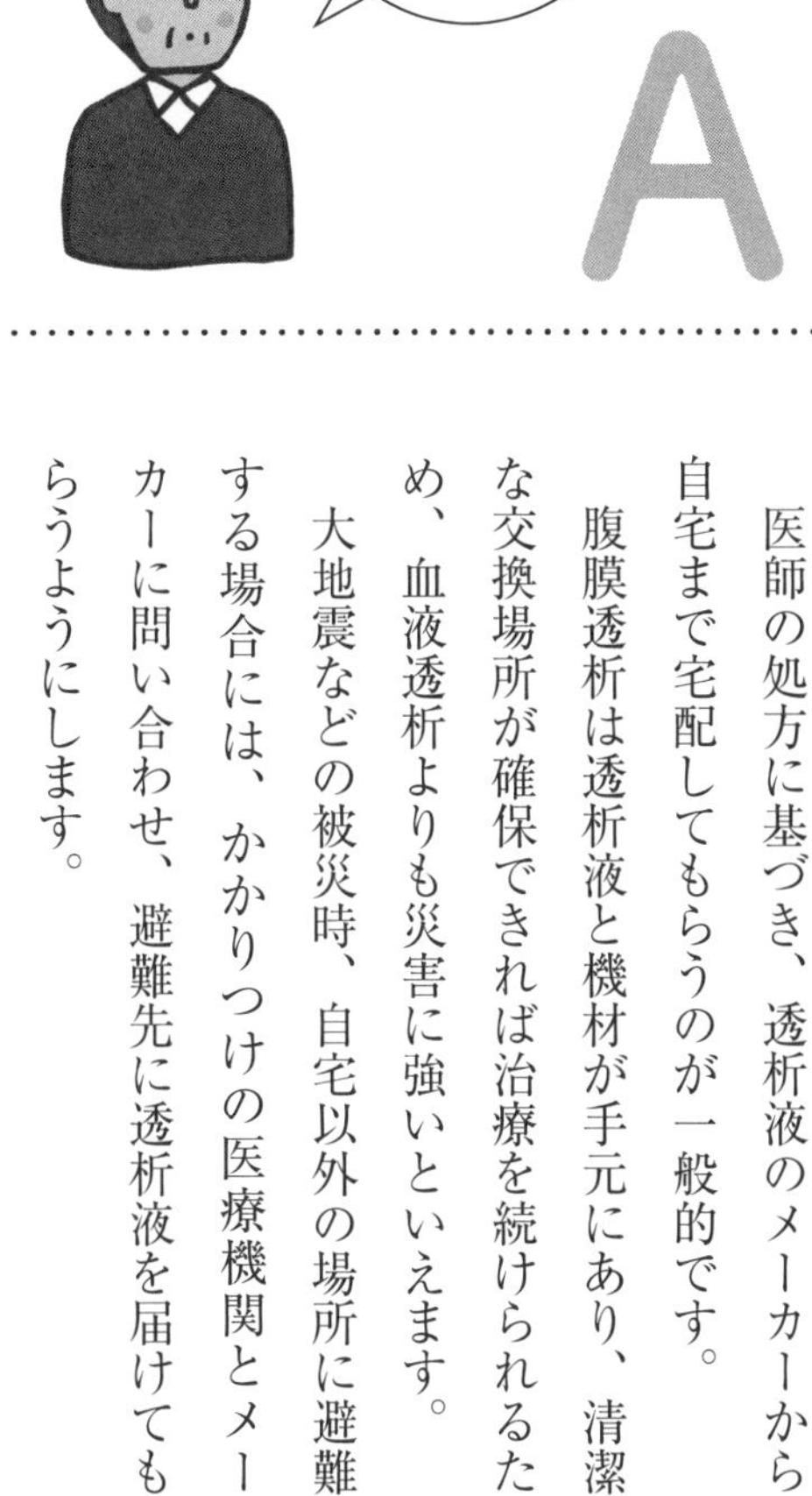

医師の処方に基づき、透析液のメーカーから自宅まで宅配してもらうのが一般的です。

腹膜透析は透析液と機材が手元にあり、清潔な交換場所が確保できれば治療を続けられるため、血液透析よりも災害に強いといえます。

大地震などの被災時、自宅以外の場所に避難する場合には、かかりつけの医療機関とメーカーに問い合わせ、避難先に透析液を届けてもらうようにします。

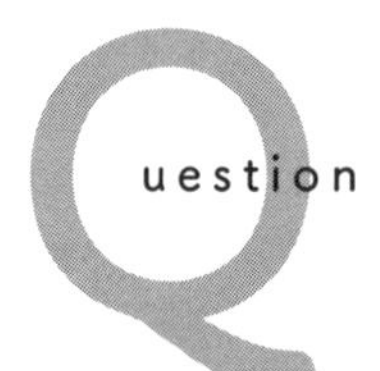

Question 14

自動腹膜透析（APD）で、何か問題があったときはどうすればいいでしょうか？

A

透析中に問題が起こった場合には、アラームが鳴り、機械が異常の原因を知らせてくれます。

それでも原因がわからないときや対処できないときは、病院または機械を扱っているメーカーのコールセンターに連絡をして、指示を受けてください。

最近では遠隔システムが搭載された装置（バクスター社）もあり、患者さんの状況はオンラインで病院に自動送信されます。また遠方で来院が難しい場合でも、遠隔操作により治療を受けることができるようになりました。

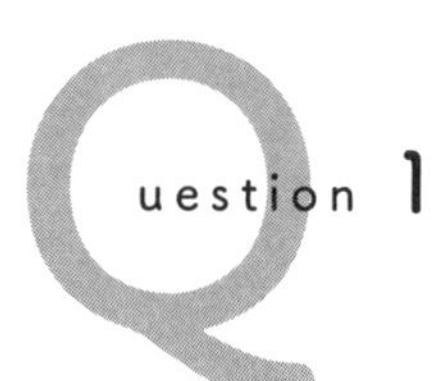

腹膜透析はいつまで続けられるの？途中で治療を変えることは可能？

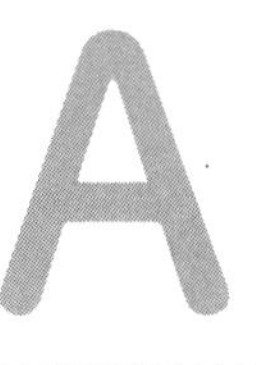

腹膜透析は長期治療が可能な方法です。

ですが、長い期間続けることで腹膜機能の低下がみられることもあります。残存腎機能や腹膜機能が低下した場合、1週間のうち腹膜透析を週5～6日、血液透析を週1日にする併用療法もあります。

近年腹膜透析液は酸性液から中性液に変更されたこともあり、腹膜機能が低下しにくくなっています。残存腎機能喪失時や腹膜機能低下時には併用療法もしくは、血液透析へ移行していただく必要があります。

Question 16

治療にかかる費用はどのくらいになるの?

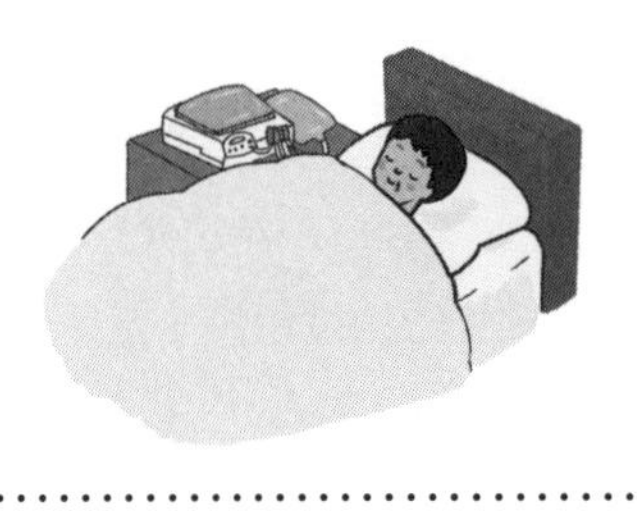

A

1か月の腹膜透析治療の医療費は、40万円前後です。

しかし、患者さんの経済的な負担が軽減されるように、医療費の公的助成制度が確立しており、特定疾病療養受領証を受けることで、自己負担は1か月1万円が上限(一定以上の所得がある人は2万円が上限)となります。

ただし、入院時の食事は自己負担です。

このほか、更生医療や障害者医療費助成制度

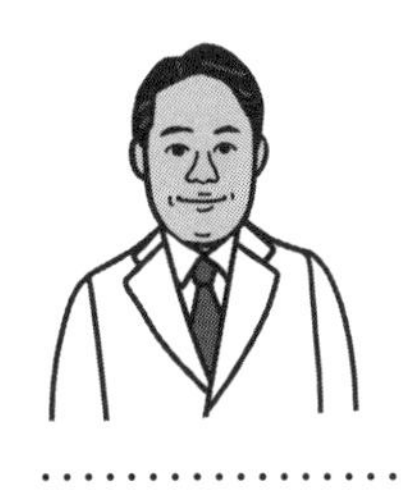

の利用が可能な場合もありますし、身体障害者手帳を受領することで、福祉サービスを受けることができます。

さらに、自治体によってさまざまなサービスがありますから、詳しくは病院のソーシャルワーカーや市区町村の担当窓口に問い合わせてください。

ちなみに、こうした必要な手続きを行えば、血液透析も腹膜透析も患者さんの個人負担分の費用は変わりません。また自動腹膜透析（ＡＰＤ）で機械を使用する場合も、機械を使わない連続携行式腹膜透析（ＣＡＰＤ）の場合も、自己負担額は変わりません。

おわりに

腹膜透析の大きなメリットは、体への負担が少ない、体に優しい治療法であり、血液透析に比べて残腎機能が長く保持され、かなり長期間尿量が保たれるために、食事や水分、カリウムの制限が緩やかであることなどが挙げられます。

また、それだけでなく、ＱＯＬ（生活の質）への良好な影響などから、非常に満足度の高い療法だということも、ご理解いただけたかと思います。

透析は、みなさんが、ご自身の人生の目的や楽しみを実現させていくための「手段」です。ですから、透析を最優先にして自分のライフスタイルを制限してしまうのではなく、透析を行いながら、自分はどのように生きていきたいのか、自分がしたいことをするためには、どうしたらいいのか、ということを考えていただきたいのです。決して、透析が「目的」になってはならない、と思うのです。

すでに本書をお読みになったみなさんは、私のこの言葉を受けて、おそらく今、腹膜透析を思い浮かべたのではないでしょうか。

それは、血液透析は時間的な束縛を大きく受けるため、生活パターンを透析中心に変えなければならないのに対し、腹膜透析は自由度の高い生活が可能で、今までと変わらない生活を続けることができる、ということに気づかれたからです。

そうです。腹膜透析は、これからも、あなたがあなたらしく生きるために、最も適した治療方法なのです。

つらい治療をがまんして受け入れる必要はないのです。

みなさんが、笑顔でイキイキした透析ライフを送られることを心から願っております。

巻末付録

PD最新情報

PD治療の新時代
〜遠隔診療と自動接続器による治療成績の向上〜

自動腹膜灌流用装置「ホームPDシステム かぐや」
腹膜灌流用紫外線照射器「つなぐ」

バクスター社は世界及び日本でシェアNo.1の腹膜透析メーカーで、日本でも30年以上にわたりPD患者さんの治療のサポートをしています。

近年バクスター社から発売された「ホームPDシステム かぐや」(以下、かぐや)は、遠隔医療にも活用され、患者さんの在宅での治療がより安心して行える機能を搭載しています。

かぐやの特徴は大きく2点あります。

まず第一に、かぐやは通信機能をもち、腹膜透析用治療計画プログラム「シェアソース」と連携することにより、自宅での透析の状況を医療従事者が遠隔で確認することを可能にします。

シェアソースとは、日本初のインターネット回線を用いたシステムで、医師がセキュリティで保護された環境下で在宅治療を行う患者さんの治療データを確認することができます。

医療従事者は必要に応じてシェアソースにアクセスし、患者さんの治療結果に応じて治療内容の変更を行うことができ、患者さんにとってよりよい治療を来院しなくても提供することが可能になりました。

患者さんの「在宅で透析をする不安」と、医療者の「在宅での治療の状況が把握しにくい」という課題を解決することができる、画期的なシステ

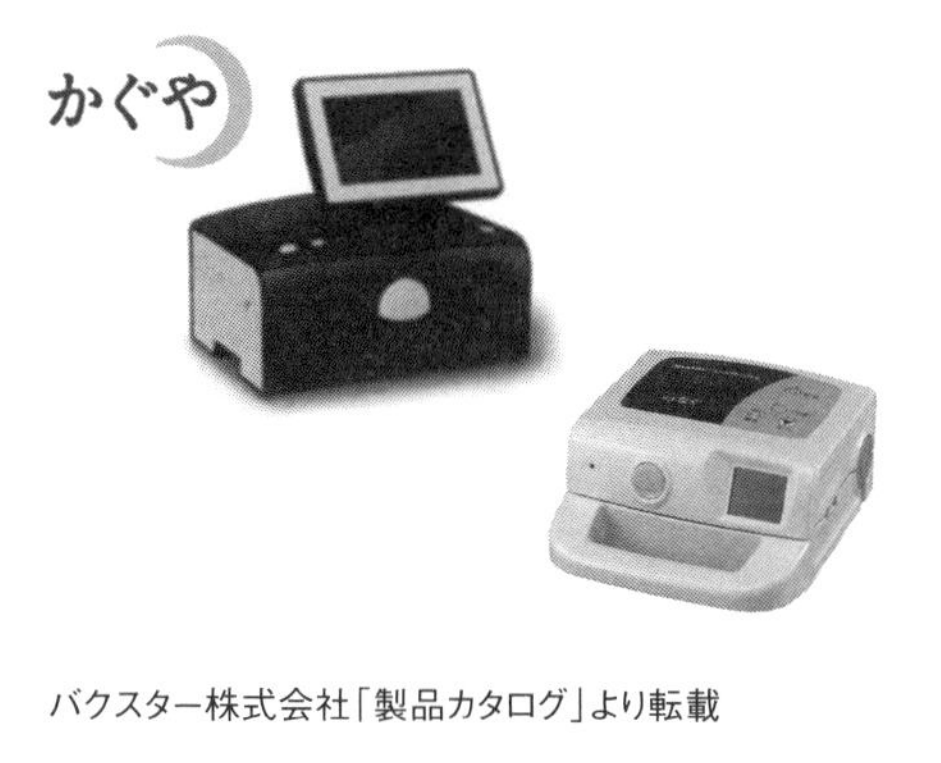

バクスター株式会社「製品カタログ」より転載

ムです。

2点目は高い安全性です。高齢の患者さんや腹膜透析を始めたばかりの不慣れな患者さんでも、より安心感を持って使用できます。操作がしやすい大きなタッチパネルに加え、わかりやすいアニメーションと音声ガイダンスで透析液バッグの交換をはじめとした治療上の操作をサポートします。また、かぐやと透析液の接続を機械が自動で行うことで感染のリスクを低減させ、透析液自動識別機能で治療用の腹膜透析液の誤使用を防ぎます。最終的に治療開始時には、紫外線照射接続器の「つなぐ」を用いて接続を行い、治療を開始しますので、機械操作が苦手な高齢の患者さんや介助者の方も安心・安全・簡単に治療を行うことができます。当院でも、「かぐや」「つなぐ」を積極的に使用しており、腹膜炎の減少につながっています。

巻末付録

PD最新情報

在宅等透析に広がる可能性 患者さんの「使いやすさ」を徹底追求

「CAPD接続 ZEROシステム」

これは、患者さんというより在宅医療で透析を検討している医療従事者の方に知ってほしい内容ですが、株式会社ジェイ・エム・エス（以下、JMS）の接続システムは「ZEROシステム」と呼ばれ、その特長は大きく2つあります。

それはフェイルセーフ（安心機構）とフールセーフ（安全機構）です。

これらは電源の必要のないマニュアル接続であるため、患者さんご自身でも操作がしやすく、交換時のミスが起こりにくい構造となっています。

接続チューブ先端にシリコーンゴム製

のセプタムと呼ばれる〝弁〟を組み込むことで、チューブクランプが壊れた場合（フェイルセーフ）や誤操作によりチューブクランプを閉め忘れた時（フールセーフ）でも透析液が外に流れ出ない機構を採用しています。

また、接続チューブの先端は二重になっているため、交換時に流路付近を汚染しない構造。接続コネクタの殺菌には一般的にポビドンヨードが使用されていますが、非接触式殺菌機構により、流路へのポビドンヨードの浸入はなく、透析液等の汚染がありません。

マニュアル接続時の操作性は、交換操作に留意した表面形状で流路から離れた把持位置、操作力を低減する大きさとネジ構造（90度回転接続）と接続時にはクリック感で接続完了の確認ができ、安全性と機能性も兼ね備えています。

接続・切り離しに電源を使用しないため、災害時の透析も可能となります。

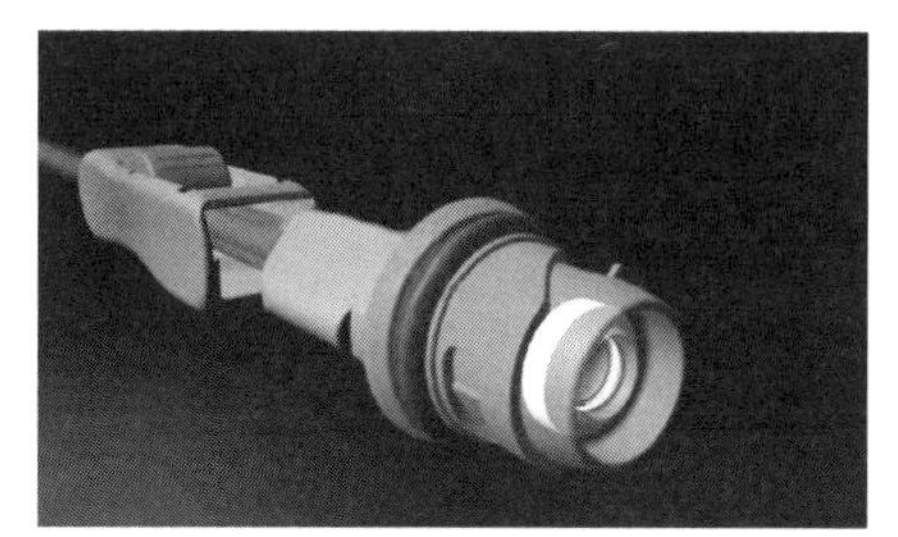

セプタム

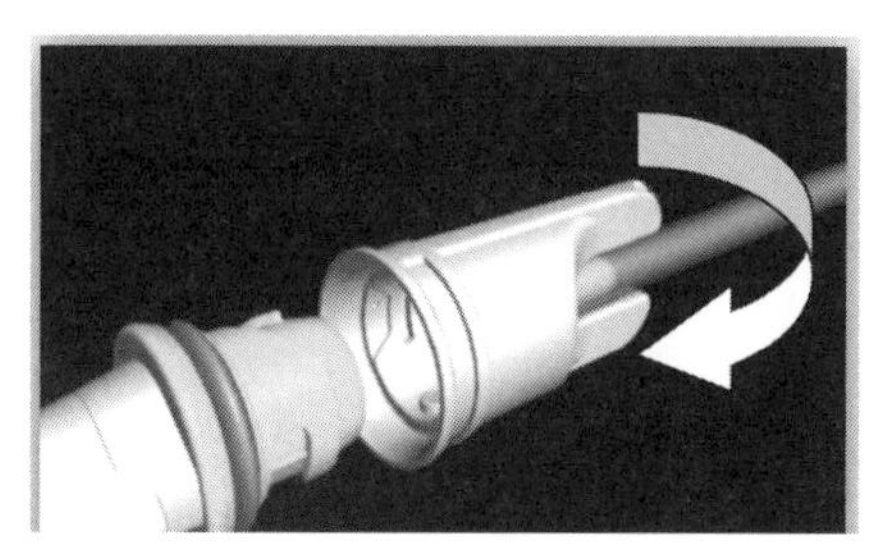

ネジ構造:力を入れなくても90度回転できる

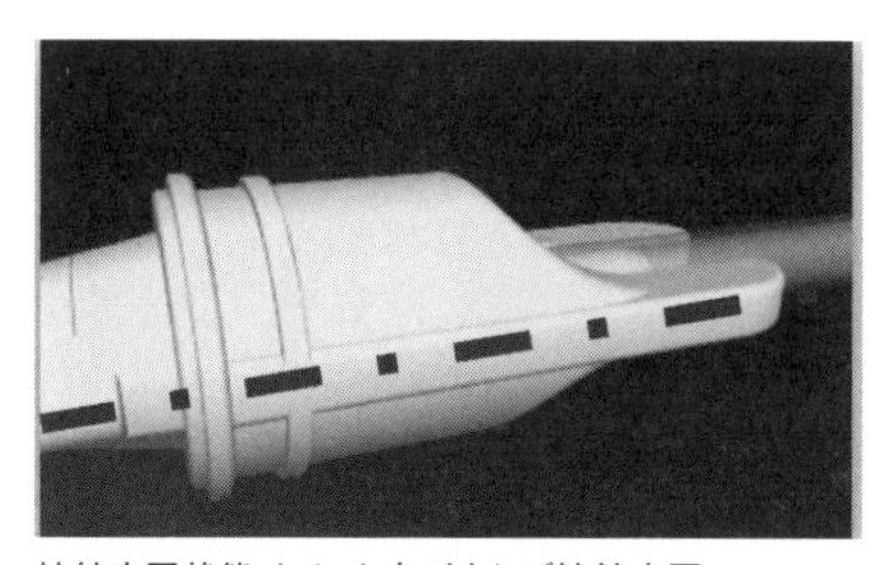

接続完了状態:カチッと音がすれば接続完了

(画像提供ジェイ・エム・エス)

巻末付録

PD最新情報

夜間、寝ている間に自動的に治療を行う昼間働く患者さんの強い味方

「APD装置　マイホームぴこ」

自宅で夜間寝ている間に機械で自動的に腹膜透析を行うＡＰＤは、日中の交換操作が不要なため、患者さんのＱＯＬが向上する治療方法として近年注目されています。日本では腹膜透析を選択する患者さんの約30％がＡＰＤを行っているといわれています。

腹膜透析は患者さん自身が治療の準備を行うため、機器の使いやすさが長く治療を続けられるポイントにもなります。ここで紹介する機器は画面や音声の指示に従って簡単に操作できる対話式ＡＰＤ装置です。

2001年に誕生した「マイホームぴこ」は、患者さんファーストの設計思想から生まれたAPD装置。

患者さん一人ひとりに優しく、マイペースで治療を続けられるよう、余計な時間を掛けさせず、使いやすさにもさまざまな工夫を凝らしています。

例えば、

・大きく見やすい画面を押すだけの簡単操作（選べるガイド画面4種類）
・視力の弱い方や高齢者には音声でガイド（選べる音声ガイド3種類と選べるブザー音4種類）
・煩雑な回路のセットもワンタッチで装着
・押し間違いを軽減する左右振り分けスイッチ
・トラブルを感知する各種警報機能を搭載
・事前の透析バッグ加温が不要で、待機時間も短縮

・やすらかな睡眠を守る静音設計
・コンパクトな省スペース設計

など、高齢の患者さんが安全かつ安心して操作できるのはもちろん、ご家族や訪問看護の方たちにとってより良い看護の手助けとなっているのです。

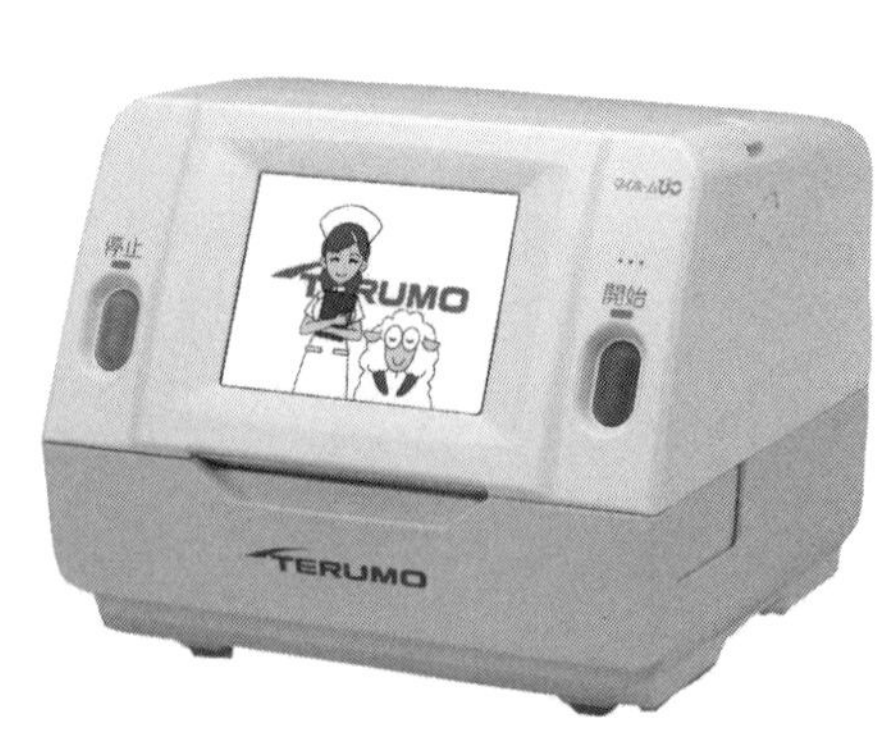

使い勝手の良さに定評あるマイホームぴこ

（画像提供テルモ）

参考文献

『「このままだと人工透析です」と言われたら読む腎臓病の本』（朝日新聞出版）

『マンガで学ぶ透析療法』（佐藤良和・中外医学社）

『２０１８臓器移植ファクトブック』（学会支援機構）

『腎不全とその治療法』（ＮＰＯ法人　腎臓サポート協会）

『ＣＫＤ診療ガイド２０１２』（日本腎臓学会）

『ＰＤを始めるあなたへ』（バクスター株式会社）

医療社団法人日本透析医学会ホームページ　https://www.jsdt.or.jp

Kidney International, Volume 79, Issue 1, 2011, 14-22

Peritoneal Dialysis Society 2015"peritoneal dialysis international"

2015/United States Renal Data System

古賀 祥嗣　こが・しょうじ

福岡県生まれ。
医学博士。
日本透析医学会専門医・指導医。
日本泌尿器科学会専門医・指導医。
日本移植学会専門医。
日本再生医療学会認定医。
江戸川病院、泌尿器科主任部長兼透析センター長、
移植再生医療センター長。
銀座ソラリアクリニック特別顧問。
日本腹膜透析学会評議員。

腎臓病が進行したら、私は腹膜透析を勧めます

2020年5月6日　初版第1刷発行

著　者　古賀祥嗣

装　丁　鈴木大輔・仲條世菜(ソウルデザイン)
イラスト　とみこはん
DTP　臼田彩穂
編集担当　岡田宇史
編集協力　山田ゆう子、加藤有香
発行人　北畠夏影
発行所　株式会社イースト・プレス
〒101-0051
東京都千代田区神田神保町2-4-7　久月神田ビル
TEL:03(5213)4700
FAX:03(5213)4701
https://www.eastpress.co.jp

印刷所　中央精版印刷株式会社

ISBN 978-4-7816-1884-5 C0077